博爱中山　迈向百年

厦门大学附属中山医院院史（1928—2023）

主　编　吴启锋　蔡建春

厦门大学出版社
XIAMEN UNIVERSITY PRESS

国家一级出版社
全国百佳图书出版单位

图书在版编目（CIP）数据

博爱中山 迈向百年：厦门大学附属中山医院院史：1928—2023 / 吴启锋，蔡建春主编. -- 厦门：厦门大学出版社，2023.12
　　ISBN 978-7-5615-9213-7

　　Ⅰ．①博… Ⅱ．①吴… ②蔡… Ⅲ．①医院-历史-厦门-1928—2023 Ⅳ．①R199.2

中国版本图书馆CIP数据核字(2023)第245548号

出 版 人	郑文礼
责任编辑	郑　丹
美术编辑	蒋卓群
技术编辑	许克华

出版发行　厦门大学出版社

社　　　址	厦门市软件园二期望海路 39 号
邮政编码	361008
总　　　机	0592-2181111　0592-2181406(传真)
营销中心	0592-2184458　0592-2181365
网　　　址	http://www.xmupress.com
邮　　　箱	xmup@xmupress.com
印　　　刷	厦门集大印刷有限公司

开本	720 mm×1 020 mm　1/16
印张	16.75
插页	2
字数	220 千字
版次	2023 年 12 月第 1 版
印次	2023 年 12 月第 1 次印刷
定价	68.00 元

本书如有印装质量问题请直接寄承印厂调换

厦门大学出版社
微信二维码

厦门大学出版社
微博二维码

院名变迁
（1928—2023）

1928—1938.2	厦门中山医院（侨办私立）
1938.3—1938.5	厦门市立中山医院（收归公办）
1938.5—1945.8	厦门沦陷，停办
1945.9—1947.3	旧址被接管为海军第二诊疗所
1947.3—1950.4	厦门中山医院（侨办私立）
1950.4—1951.11	厦门中山医院（市属医院）
1951.12—1966.5	厦门市立中山医院（全民所有制医院）
1966.6—1970	厦门市白求恩医院
1970—1981.12	整合进厦门市医院
1981.12—1988.6	厦门市中山医院（筹办）
1988.7—2001.6	厦门市中山医院
2001.6—2005.9	厦门中山医院
2005.9 至今	厦门大学附属中山医院

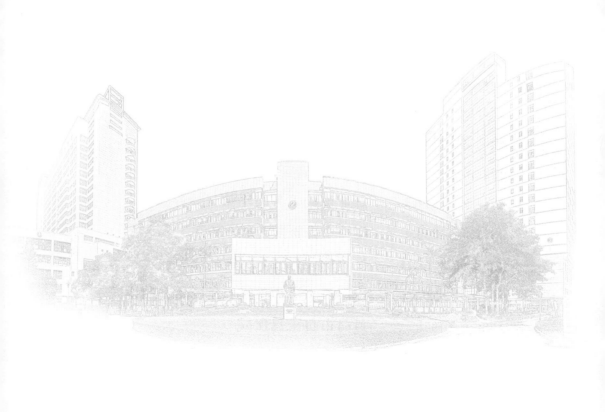

序一

　　本书是一幅厦门中山医院的历史画卷。以史为鉴，可知兴替。《博爱中山　迈向百年：厦门大学附属中山医院院史（1928—2023）》一书编撰出版，将这段辉煌的历史划分为"从峥嵘岁月中走来（1928—1937年）""在战火中洗礼（1938—1949年）""打开人民医院的历史篇章（1949—1980年）""特区腾飞中的新中山（1981—1999年）""新世纪·新开局·新步伐（2000—2012年）""新时代·新征程·新梦想（2012—2023年）"六大篇章，回顾医院近百年的奋斗历史，展现"中山人"的光荣与梦想，弘扬"天下为公、造福社会"的精神。

　　"鹭江之滨，攘攘熙熙，活人寿世，功在良医。乃度楹宇，经之营之，杏林橘井，永奠丕基。"自1928年始，在厦门当局以及广大爱国爱乡华侨、市民的大力支持、协助下，在厦门大学校主陈嘉庚和校长林文庆（兼任厦门中山医院董事长）等人的积极奔走下，经4年多筹建，厦门中山医院门诊部于1933年5月先期开诊、收治病人，同年8月医院全面正式开办，林文庆被董事会任命为院长。自此，厦门人有了一座秉持孙中山先生"天下为公、造福社会"理念的公医院，生发出足以与洋人所开医院鼎立抗衡的"本土"医疗力量。

厦门中山医院不仅有华侨底色，更有红色基因。医院创办以来，历经战火的硝烟，沐浴着新中国的朝阳，在抗日战争、抗美援朝、海防备战、社会主义建设等不同历史时期，一以贯之贡献着救死扶伤的专业力量。百年沧桑，凤凰涅槃。虽然医院的名称、建制和规模几经变迁，但一代代中山人始终矢志不渝地艰苦创业、至诚服务、全心为民、无私奉献，共同守护着一座城市的健康与安宁。

1981年，在厦门经济特区成立的第二年，厦门中山医院获批在美丽的筼筜湖畔择址重建，并于1988年7月对外开展医疗服务。自此，厦门中山医院与厦门经济特区同步发展，跨入了风华重启、迈步腾飞的快车道。一栋栋大楼拔地而起，一台台高科技设备落地使用，一批批专家人才加盟，多种形式的医学学术交流在开展。一个"新中山"揭开了时代序幕，实现了"跨越式"发展。医院内外兼修，脚踏实地，一步一个脚印进阶前行，迈入"三乙"和"三甲"，逐步成为闽西南医疗重镇。盛世华章，联合抒写，厦门中山医院与厦门大学再续前缘，2001年中山医院成为厦门大学医学院首家临床教学医院，2005年中山医院成为厦门大学首家附属医院。厦门大学深厚的学术研究资源为厦门中山医院的临床实践和创新发展提供了源源不断的动力。

习近平总书记在党的二十大报告中提出，推进健康中国建设，把保障人民健康放在优先发展的战略位置。在 2023 年 10 月召开的全国宣传思想文化工作会议上首次提出的习近平文化思想强调，坚定文化自信，秉持开放包容，坚持守正创新，为全面建设社会主义现代化国家、全面推进中华民族伟大复兴提供坚强思想保证、强大精神力量、有利文化条件。"博爱中山、精诚至善""天下为公、造福社会"正是厦门中山医院一直秉持的初心恪守、精神内核与文化之魂。

回望历史，奋楫笃行，行而不辍，未来可期。本书的编撰出版是厦门大学附属中山医院文化建设工程的重要组成部分，既是社会了解医院的窗口，也能全面增强全体医院职工知院、爱院、强院的责任感和使命感。

是为序。

厦门大学附属中山医院党委书记

吴启锋

2023 年 10 月

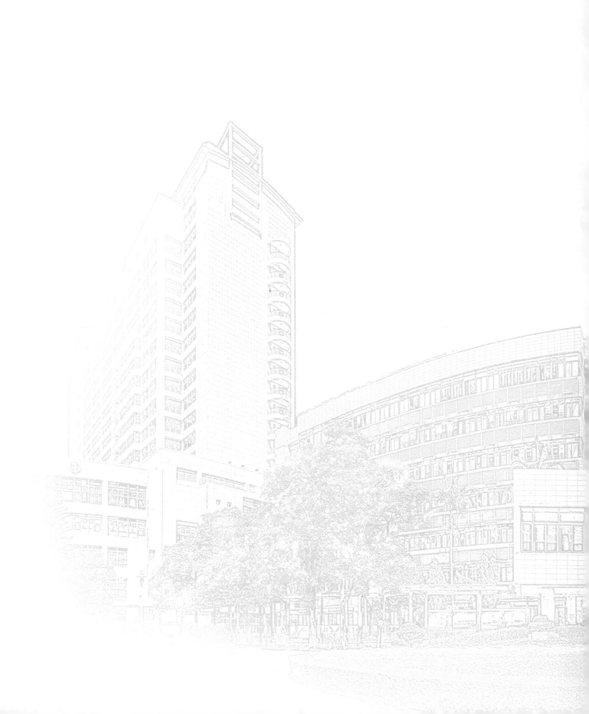

序二

"寄蜉蝣于天地，渺沧海之一粟。"于浩瀚广袤的时光长河而言，百年时光不过倏忽而已；而对一座走过95载历程的医院来说，近百年光阴足以写尽艰苦卓绝，书就如歌过往，更足以构筑、积淀出一座医院高贵不凡的精神场域。

1928年，厦门中山医院在动荡不安的时局中诞生，伴随着陈嘉庚、林文庆、胡文虎、黄奕住等一代爱国侨领兼济苍生的善念，"天下为公"的大医风骨从诞生之际便成为厦门中山医院的精神注脚。为民抱薪，秉承仁心，创厦大公医院、开门诊、扩规合并，而后升级市立中山医院，涤荡在杏林春暖中的家国情怀，成为乱世之中托举厦门薄弱医疗现状的一簇亮光。

历史的进程并非踏马行歌，而往往是踽踽独行。随着全民族抗战序幕的开启，1938年5月10日，厦门沦陷，年轻的厦门中山医院沦落敌手而停办，成为中山发展史上不容忘却的院殇。中山精神支撑着中山医院在苦难进程中长出新的枝丫，不屈不挠的中山人将国仇家恨熔铸成保家卫国的精神星火，投身到了波澜壮阔的抗战救亡中。1945年厦门光复，1947年3月3日厦门中山医院珠还合浦、历劫重光。

1951年12月1日，厦门中山医院由厦门市人民政府正式接管后改名为"厦门市立中山医院"，融合在时代的澎湃发展脉络中，中山医院从未缺席厦门发展的每一关键时期：抗美援朝战场上中山儿女的家国情怀，海堤建设时的热血青春，上山下乡时的火热足迹，霍乱肆虐时的义无反顾……无一不是深深镌刻在时代的风华中。

改革之浪、特区之风唤醒了沉寂十年之久的厦门中山医院，作为经济特区的重点配套工程，1981年12月2日，中山人于筼筜湖畔的滩涂上开始了艰苦卓绝的移山填海。多方勠力，玉汝于成，1988年7月1日，厦门中山医院正式复诊。在厦门经济特区气势如虹的步伐中，中山人以奋进、勇气与砥砺坚持开启了中山发展史上最为辉煌的复办35年。

2005年9月27日，厦门中山医院与厦门大学再续前缘，"厦门大学附属中山医院"正式揭牌，迈出了强强联合、医教相长的坚实步伐；不囿于当下，2007年厦门中山医院吹响了三甲医院的最后冲锋号角，数载砺剑，一战功成，自此厦门中山医院跻身三甲医疗方阵，进入守卫厦门大众健康的高阶发展进程。

积跬步以至千里，在高质量发展的新征程中，医院连续四年"国考"获评A+，三大国家重点专科，十五个省重点专科，数十项国家自然科学基金项目……中山力量不断延展着辐射半径。不断涌现的重点学科、特色学科、先进技术，是厦门中山医院屹立于厦门乃至福建医疗领域的硬实力；陆续揭牌的专家工作室、医德高尚的名医专家、科研团队，是厦门中山医院引以为傲的"镇院瑰宝"；不断增长的中山能量，推动着厦门中山持续打造"让老百姓信赖的医院"。

历史以如椽巨笔，记录着代代中山人绘就的壮丽诗篇。生逢盛世、不负盛世，是中山之幸，也是中山之责。焕发历史创造精神，在时间的长河中去定义与开创一个全新的、蓬勃的"中山时代"，去做"世界一流知名大学的研究型附属医院"，去以"博爱中山、精诚至善"的胸襟与志向开拓出又一万千气象，这是历史的重托，亦是时代的重托。

走过峥嵘跌宕的过往，走在日新月异的现在，走向光明盛大的未来。

厦门大学附属中山医院院长

蔡建春

2023 年 10 月

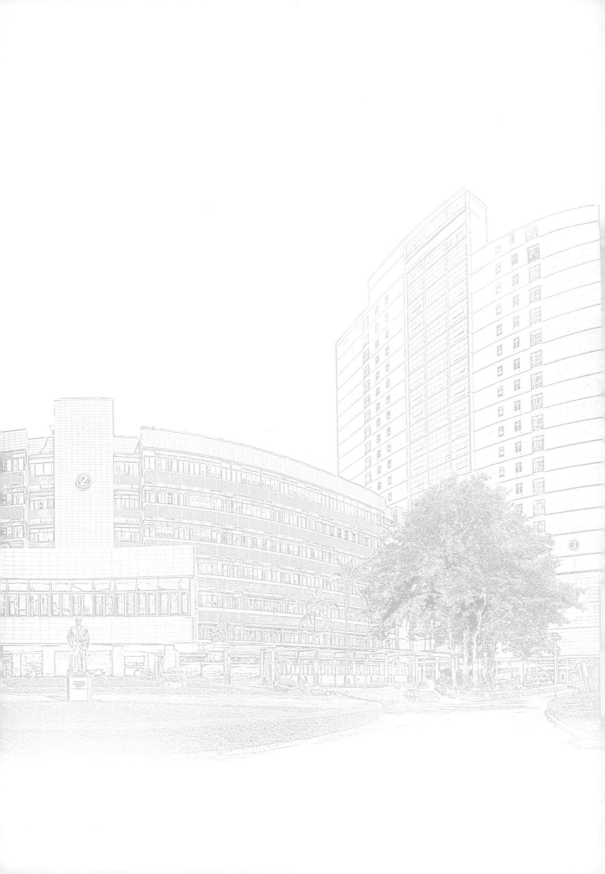

历任院长

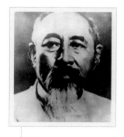

林文庆
1933.8—1934.5

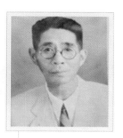

吴金声
1934.5—1935.3

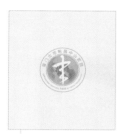

高思养
1935.3—？

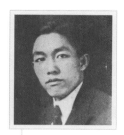

章茂林
？—1938.5

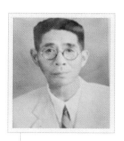

吴金声
1947.3—1950.4

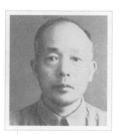

林荣年
1950.4—1956.6

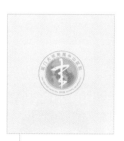

王铭璞
1962.9—1970

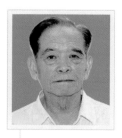

钟国全
1988.5—1991.12

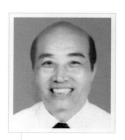

王礼铭
1993.7—2000.12

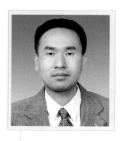

黄如欣
2000.12—2002.5

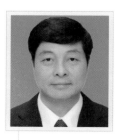

王效民
2002.5—2012.8

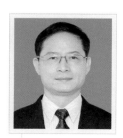

蔡建春
2012.8至今

历任书记

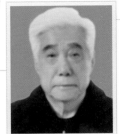

张鸿源
1988.7—1990

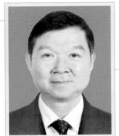

邹爱东
1990.12—2010.8

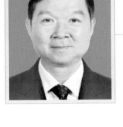

洪丰颖
2010.12—2012.8

王效民
2012.8—2017.12

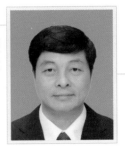

牛建军
2018.3—2022.9

吴启锋
2022.11至今

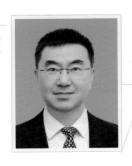

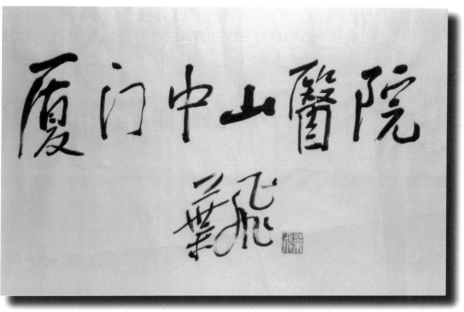

1993 年，时任全国人大常委会副委员长叶飞题写院名

医院标志及党建品牌标志

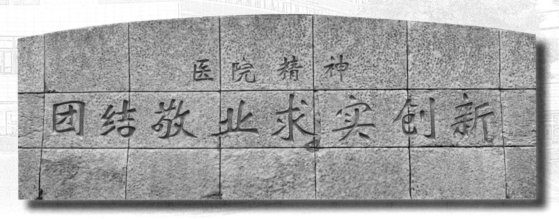

医院精神：团结 敬业 求实 创新

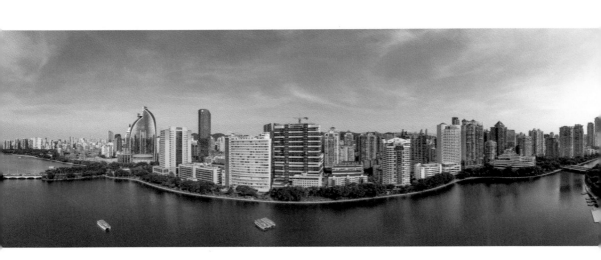

厦门大学附属中山医院坐落在美丽的筼筜湖畔

中山之歌

（中山医院院歌）

1=D 4/4

林秀玲 词
王　强 曲

♩=68　深情地

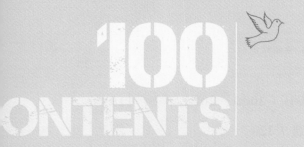

第一章　从峥嵘岁月中走来（1928—1937 年）/ 001

第一节　**起步** | 创"厦大公医院" / 001

第二节　**前行** | 在曲折探索中粗具规模 / 013

第三节　**初心** | 秉承"天下为公"精神的中山医院 / 020

第二章　在战火中洗礼（1938—1949 年）/ 033

第一节　**院殇** | 厦门沦陷后的中山医院 / 034

第二节　**精诚** | 不息的中山星火 / 038

第三节　**复办** | 续写中山荣光 / 040

第三章　打开人民医院的历史篇章（1949—1980 年）/ 050

第一节　**新生** | 接管、更名、建科 / 050

第二节　**报国** | 到祖国最需要的地方去 / 061

第四章　特区腾飞中的新中山（1981—1999 年）/ 080

第一节　**重建** | 筼筜湖畔重启风华 / 080

第二节　**进阶** | 跻身三乙谋新篇 / 106

第五章　新世纪·新开局·新步伐（2000—2012 年）/ 119

第一节　**医改**｜云涌星驰的医改大潮 / 120

第二节　**高地**｜海西奇迹"心脏中心" / 129

第三节　**争鸣**｜起高楼，强科室，人如炬 / 141

第四节　**至善**｜危难当前的医者长歌 / 152

第五节　**跨越**｜续缘厦门大学，跨入三甲方阵 / 161

第六节　**盛典**｜空前盛大的八十周年庆 / 168

第六章　新时代·新征程·新梦想（2012—2023 年）/ 173

第一节　**建设**｜高峰高原高地的学科战略 / 176

第二节　**融合**｜院校深度融合、医教相长 / 182

第三节　**惠民**｜党建引领，打造百姓信赖的民生医院 / 185

第四节　**担当**｜两岸桥梁，医路无疆 / 189

第五节　**使命**｜披星戴月，鏖战三年 / 193

第六节　**传承**｜95 载医院文化，迈向百年新征程 / 200

附　录　厦门中山医院大事记 (1928—2023) / 206

后　记　/ 242

第一章　从峥嵘岁月中走来
（1928—1937 年）

第一节　**起步** | 创"厦大公医院"

【01】风云动荡之际的不辍弦歌

"在人类历史上，没有任何一个世纪在变化的规模和深度上能同 20 世纪相比。……对中国来说，这是决定我们民族生死存亡的一百年。"[①] 而厦门中山医院[②] 的征程，正是起始于这一非比寻常的大世纪。

翻开 20 世纪初叶中国历史厚重的卷帙，那是一个沉浮与悲欢、苦难与奋争水乳交融的大时代。放眼世界格局，第一次世界大战的隆隆炮火加剧了这个古老民族的危机与苦难，却让全新的民族资本主义于此期间找到了倔强成长的间隙，也让救亡图存的社会思潮在满目疮痍的中华大地上蔓延开来。同盟会建立后，孙中山倡导的三民主义所呈现的社会改造理想涤荡着中国有识之士的心灵与思想，革故鼎新、救亡图存的信念深入人心。武昌起义的爆发，顺应了民

---

①　金冲及 . 二十世纪中国史纲 [M]. 北京：生活·读书·新知三联书店，2021：1.

②　厦门中山医院院名从建院至今有过几次变更，为方便叙述，本书统一称为"厦门中山医院"。

众望治的愿望，革命以一呼百应、不可遏制的力量高歌猛进，开启了中国民主革命的序幕和中华民族复兴之门。

将目光聚焦到 20 世纪初叶的八闽大地上，受到三民主义的感召和影响，无数满怀赤子之心的闽籍华侨奔走在动荡的时代，将自身命运与国家前途紧密联系，成为革命时期一支不可忽视的后备力量。孙中山先生曾在《中国革命史·革命之运动》一文中这样评价社会各阶层在革命的作用："慷慨助饷，多为华侨；热心宣传，多为学界；冲锋陷敌，则在新军与会党。"自创立兴中会、打响武装起义第一枪开

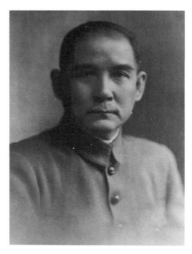

孙中山先生

始，孙中山的革命经费几乎来自华侨，因此对于闽籍华侨的贡献，孙中山曾不吝盛赞："华侨乃革命之母。"①

孙中山先生对华侨的评价实非过誉，闽籍华侨的家国情怀一贯厚重而深远，并根植于血脉当中。

如果要从历史的发展进程中求源，一般可追溯至道光二十二年（1842 年）。当时厦门被列为中英《南京条约》中的五个通商口岸之一。翻开《厦门市志》（民国）可见相关记载："鸦片战争结束，《江宁条约》成，厦口遂开放矣。通商而后，外人麇至，交涉频繁。"② 厦门作为口岸巨埠，闽南一带人过番求存自清末开始就风靡

---

① 厦门市地方志编纂委员会.厦门市志：第五册[M].北京：方志出版社，2004：3409.

② 中共厦门市委党史和地方志研究室.厦门市志（民国）：下册[M].厦门：鹭江出版社，2021：序.

一时。但因为当时的中国积贫积弱，侨居他乡的闽籍华侨也因此遭受各种歧视，他们殷切盼望祖国繁荣强大，成为他们强大的靠山。

闽籍华侨们将炽热的家国情怀付诸行动。从清末到民国时期，支持辛亥革命，投身护国运动，声援五卅运动，发起闽侨救乡运动，支持"闽变"，奋起抗日救亡，参加解放战争……他们每每在家国危亡关头，呼号奔走、筹钱出力，义无反顾地投身历次革命运动当中。对于相关数据，《厦门市志》有明确记载："民国二十六至二十七年，华侨捐款及侨汇每月高达 2000 多万元，几乎相当于当时全国军费支出的三分之一。"[1] 透过这惊人庞大的数字，爱国华侨"各竭所有，自鞭自策，慷慨踊跃，贡献于国家"的赤诚报效之心由此可见一斑。

风云动荡之际多出慷慨悲歌之士。在连绵不绝的兵燹匪患、内外硝烟中，大批华侨领袖和政治人物纷纷涌现。如被毛泽东赞誉为"华侨旗帜，民族光辉"[2] 的陈嘉庚，"海峡华人三杰"之一林文庆，"南洋革命党第一人"陈楚楠，民国首富、印尼"糖王"黄奕住，"万金油大王"胡文虎；……他们在时代的洪流中纷纷登上历史舞台，凭借各自在不同商业领域积累起来的财富报效家国，或资助革命，或捐资兴学，或创建实业，谱写出一曲曲经久不息的迤逦长歌，也在波澜壮阔的某个历史瞬间点燃了厦门中山医院的第一簇薪火。

透过荏苒光阴，当我们再来审视厦门中山医院恢宏征程的起点

---

① 厦门市地方志编纂委员会.厦门市志：第五册[M].北京：方志出版社，2004：3413.

② 1945年，抗战胜利。陈嘉庚结束了在印尼爪哇的匿居生活，安全返回新加坡。此时，重庆各界为其举行安全庆祝大会，中共中央委员会主席毛泽东给大会送去条幅"华侨旗帜 民族光辉"，这八个字是对陈嘉庚的最高评价。1984 年，来到厦门视察的邓小平，也欣然命笔，用同一评价为陈嘉庚题词。

时，我们会发现，在近百年前，厦门中山医院从根基上便被融入了心怀家国的博爱风骨。而这种高贵精神的源头，无疑要溯源到"华侨旗帜"陈嘉庚，也正是因为他的推动促使厦门大学与厦门中山医院持续了近百年的深厚"情缘"。

陈嘉庚在商业领域的建树，此处不多做叙述。作为一位深受孙中山思想影响的爱国者，陈嘉庚的一生都在为国家和乡梓倾尽心血，他已"不仅是一个富人，一个善人，更是一个比经商天才更具有远见卓识的贤者"。[①] 他有着自己认定的救国之道——救国大计，端赖教育。陈嘉庚曾在《致集美学校诸生书》中诚恳地表达了自己的办学初衷，"教育不兴，则实业不兴，国民之生计日绌……言念及此，良可悲已"。[②] 将兴办学校的意义上升到事关民族危亡的高度、重振萎靡不振的国民精神，成为1919年陈嘉庚开始投身到创办厦门大学这一宏伟艰辛历程的初衷。

在动荡岁月中以自强不息的意志身体力行，将厦门大学从初露锋芒的年轻院校打造为与世界各大学相颉颃的"南方之强"，这其中凝聚着陈嘉庚等一代风云人物的民族情怀。校主陈嘉庚与校长林文庆不仅共同以"为厦大奋斗到死"的崇高理想在历史中留下了浓墨重彩的一笔，更以医教相长的超前思维一手缔造了厦门中山医院的百年浩瀚历史。兴学以强民智，兴医以健体魄，厦门大学与厦门中山医院这对让他们倾注无限心血的姊妹单位，穿越岁月以意气风发的姿态诠释着20世纪初闽籍华侨精英振兴中华大业的理想。

---

① 陈支平.厦门大学百年校史（1921—2021）[M].厦门：厦门大学出版社，2021：6.

② 陈嘉庚.致集美学校诸生书[M]//陈嘉庚教育文集.福州：福建教育出版社，1989：160.

【02】林文庆与"厦大公医院"

伴随着当时的兴医办学之风，在直接推动厦门中山医院由理想走向现实的过程中，林文庆是最关键的人物之一。那么，这位厦门大学开创时期的校长，究竟是如何直接推动了厦门中山医院的建立，厦门大学与厦门中山医院又是出于怎样的因缘际会创造了长达近百年的交集？

1921年，时年51岁的林文庆受校主陈嘉庚所托，临危受命，从新加坡回国出任厦门大学校长，从此开始了与厦门大学16载深厚渊源。

与陈嘉庚的有口皆碑不同，很长一段时间内林文庆都是被历史忽视的。但是，随着时间的推移，越来越多的人看到了林文庆的实绩伟绩，有人说他之于厦大，是张伯苓之于南开，马相伯之于复旦。《林文庆传》一书结尾处更是以短短数语对其一生成就给予了高度评价："一个出生于化外之域的土生华人；一个药到春回、起死回生的良医；一个能言善辩、上情下达的立法议员；一个目光敏锐、堪称先知先觉的企业家；一个掀起了新马华人社会改革运动的改革家；一个积极参与中国事务的政治家；一个为中国的高等教育事业奋斗了16年的教育家；一个为厦门大学鞠躬尽瘁、死而后已的大学校长；一个为拯救普罗大众而勇于自我牺牲的新加坡圣人；一个穷极一生追随儒家思想和理念的思想家；一个为中国的富强崛起付出了毕生心血的海外华人！"[①] 站在今天的角度审视，林文庆有着同样不应被忽视和淡忘的另一重身份：百年厦门中山的发轫者。

林文庆出生于新加坡，祖父系福建省海澄县人。1921年出任

① 严宝春.林文庆传[M].厦门：厦门大学出版社，2021：342.

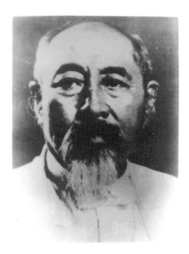

厦门中山医院首任院长、
厦门大学校长、医学专家
林文庆博士

厦门大学校长之前，他在新加坡已是横跨政商及医学领域的杰出人物。而其在医学领域的成绩尤为卓著，他毕业于蜚声国际医学界的英国爱丁堡大学医学院，成为"远东地区获得 Atholl Medal 金质奖章第一人"[①]。他学成后在返新加坡途中已声名远扬。1893 年 3 月 20 日，新加坡历史最悠久的华文报纸《叻报》以殷殷期待之情报道了林文庆东返的消息："林君所学之技业已成，且经考试领有凭照为医。返叻中，庶得以悬壶济世。"[②] 凭借高明精湛的医术，林文庆迅速成为新加坡社会公认的一代名医。1896 年，殖民地政府为掌握新加坡全民的健康状况，决定要进行一次庞大而复杂的健康调查。林文庆认为这是事关大众生命疾苦的举措，便欣然参与其中。他和朋友詹斯医生经过长时间的努力，第一次科学地揭示导致新加坡高死亡率的罪魁祸首——霍乱，调查结果引起了政府当局对健康调查的重视，并开启了当地常态健康调查的先河。此次健康调查后，林文庆以其自身的不凡能力引起了当地政府的关注，此后不久被任命为政府医官。

事实上，林文庆头脑中关于创办医学院的想法，并非在他执掌厦门大学期间方才萌芽。对于医学学科的发展，他很早便具备了更具前瞻性的思维和眼光。作为医生，目睹当时落后的医疗条件与挣扎在病痛之中的苦难大众，林文庆认为新加坡政府的当务之急是

① 严宝春 . 林文庆传 [M]. 厦门：厦门大学出版社，2021：34.

② 严宝春 . 林文庆传 [M]. 厦门：厦门大学出版社，2021：37.

通过建立自己的医学院来培养出更多优秀的医生。契机来得恰到好处——1904年，当地华侨领袖陈若锦向新加坡华人总督提出开办一所医学院的请求。总督要求，除非华人能预先筹措到七万一千元的开办经费。林文庆得知后便发起筹款，最终捐款总额超过八万元，从而成功创办起医学院。这所医学院就是现在的新加坡国立大学医学院的前身。

尽管洋装在身、殊荣累累，林文庆对祖国的反哺之情从未间断。当"中国的民族主义横掠整个海峡殖民地，而他就是第一个起来响应的人"[①]。林文庆曾于1911年担任清政府的医务官，最终目睹了中国最后一个封建王朝的覆灭；他同孙中山有着长达"二十余年之友谊"[②]，作为孙中山的机要秘书兼医官，他见证了中国历史上第一个共和国的诞生。这位受过西方系统教育的杰出医生，对于闽南故土羸弱的医疗现状，一直忧心忡忡地关注着。

地处人口稠密、交涉频繁的五口通商重地，新中国成立前的厦门一直是多灾多难的传染病重灾区，天花、鼠疫、霍乱等肆虐横行。民间流传甚至以"朝死有棺，暮死草葬"来形容传染病之猖獗。翻阅当年的史料记载，我们依稀可从只言片语中感受一场场大疫之下的惶惶人心：

痘疫盛行

厦门近日痘疫盛行，无论老幼，身忽发痘，一发即是黑痘，危亡立至。因此毙命者数已不少，医生均皆束手云。

——《厦门日报》1910年1月3日（注：此《厦门日报》非现

---

① 林文庆博士诞生百年纪念刊，第47页。

② 总理诞辰之纪念会[J].厦大周刊，总第174期.

在的《厦门日报》，从清末到中华人民共和国成立前至少出现过两种报名为《厦门日报》的报纸。）

可怖之天花恶疫，本月未满死者达八十六人
从事救济唯有种痘

厦门近发生天花疫症，厦海港检疫处据厦检疫分处报告，认厦为有疫口岸，通电各埠，凡由厦开出或经过之轮只，须受检验，始许进口。经见沪电，载昨日本报。查此种天花，流行甚速，一经传染，白者犹可治，黑者则不易挽救，唯种痘可免。公安局卫生科，于发见此种天花流行后，即从事救济。通饬地方医院及分函海军医院、同善医院暨其他慈善机关，施行免费种痘，并布告市民预防在案，唯种者则甚少。

据公安局卫生科调查，12月份，截至29日，染疫死者已达86人；合计染而未死，在诊治中者，约200人。染此者，以一二岁幼孩为多，1岁已死者有30人，2岁19人。一星期前，死亡甚剧。

……

——《江声报》1931年12月31日

与连绵不绝的传染重症相对应的，是厦门当年薄弱的公共卫生系统。厦门的公共卫生系统，蹒跚起步于清末民初。根据《厦门市志》记载，直到民国十三年（1924年），"厦门于警察厅下设卫生科，为厦门最早的卫生行政机构。民国三十四年（1945年）11月，设立厦门卫生局，始对医疗卫生机构及医务人员进行管理。"①

---

① 厦门地方志编纂委员会. 厦门市志：第五册[M]. 北京：方志出版社，2004：3306.

当年厦门的卫生系统管理薄弱，医院也是寥寥无几，仅有的几家私立医院，还都是外国人所设立。《厦门市中山医院纪念碑文》这样记录当年厦门的医疗条件："而私立医院稍具规模者，概由外人设立，识者憾焉。"[1]

1911年，林文庆奉肃亲王谕担任清政府医官时，就曾前往鼓浪屿目睹了厦门医疗卫生环境的恶劣，并对此久久难以释怀。当时的市面上连一本通俗易懂且符合西方科学精神的卫生常识书都没有。回新加坡后，他立即以口述请人笔录的形式，一个星期内完成了《普通卫生讲义》一书，让厦门人有机会了解和接受西方卫生科普知识。

时隔10年，当林文庆受陈嘉庚之邀担任厦门大学校长，再次踏上这片熟悉的土地，眼前基本毫无改观的贫乏医疗现状和极端落后的卫生条件依旧让他痛心。林文庆迫切地想为改善这种现状做些什么。他最初的设想是从育才的角度着手，建设厦门大学医科，培养医学人才，即"大学筹办医科，拟附设一公医院，以广治疗而资实习"[2]。但有感于当时厦门的医疗现状，"有中外医院数家，然均属私立，实感不足负全埠卫生之责"[3]，萌生先救生民于水火而后教化育才的想法，他毅然决定把有限的经费用于为厦门打造一座人人都能负担得起的公医院！这质朴的初心便促成了厦大公医院最初的缘起。

林文庆在厦门大学筹办医科，同时附设一厦大公医院的想法得到了陈嘉庚的极力赞同，陈嘉庚更是捐款15万银圆表示支持。

忘己之为大，无私之为公。为筹措建院经费，当时作为厦大

---

① 厦门市中山医院纪念碑，原碑立于1935年1月.

② 厦门大学医药处落成志略[J].厦大周刊，总第278期.

③ 林文庆被推为厦门中山医院董事长[J].厦大周刊，总第240期.

校长的林文庆利用学校假期专程前往新加坡、马来西亚筹募资金。1926年2月10日，新加坡华文报纸《新国民日报》刊登了一则"厦门大学公医院鸣谢启示"，其刊登时间足以说明，至少在此之前，林文庆已经开展了积极的筹款活动，"并且，林文庆本人亲自捐献了一千元！"①

奔走呼吁为这座秉持"天下为公"精神的公医院筹措经费，林文庆的公心很快点燃了广大华侨的热情，他们的想法不谋而合：一定要有一所厦门人自己的医院！众擎易举，集思广益，不数日间，林文庆就募集了40余万元善款，"且择定院址"。对于厦大公医院的院址，当年的《南洋商报》这样报道："厦门港之中心点，有慈善家捐献大学一地，已图校业，就其地为院址。"② 总之是一处得天独厚的好所在。

院址确定了，接下来就是聘任医师了。关于厦大公医院领头人，林文庆这位留学归来的名医，一出手就是大手笔：专门聘请留英博士章茂林兼任主任。"章茂林，校医兼厦大公医院主任，上海圣约翰大学医学博士；伦敦大学热带病科毕业文凭，奥京维亚纳大学研究生文凭，前任上海同仁医院医员，英皇家热带病学及卫生会会员。"③ 此等人才配置在20世纪初是何等的"豪华"！自此，一座"院校齐名"的厦门大学公医院正式筹备开来。林文庆与陈嘉庚两位先行者兴医救民的理想之光终于照进现实，这也成为厦门中山医院的雏形。

当我们翻阅经年史料，不难寻到当年各大报刊对厦大公医院创

① 严宝春. 林文庆传 [M]. 厦门：厦门大学出版社，2021：44.

② 厦门大学公医院捐启 [N]. 南洋商报，1926-01-10.

③ 厦门大学校史编委会. 厦大校史资料：第一辑[M]. 厦门：厦门大学出版社，1987.

立始末的报道，由此可见此举当时是何等为世人所期盼与欢欣！而今时的我们也得以穿越广袤的时光长河，从中领略先贤鲜活而浓郁的家国情怀。

《南洋商报》专门写长文 [1] 报道：

兹据探悉林君因在厦目击该地贫民之病苦，而无适当慈善免费公立医院以施救济，是以悯然怜愍。此次来叻，向吾侨热心公益者提倡在厦门创设一公立慈善医院，预算开办费 20 万元，总经费百万元。林君对记者述及此医院建设之急要，及其计划与各界认捐之款数如左：

厦门为闽南最大通商口岸，人口众多，而无一公立免费医院，故居住厦门之贫民及往来于厦门与南洋间之同胞，若不幸身体染病，无处求助，其苦痛实甚。常见有等同胞，在航海中染病，一抵厦门时，客栈见其有病，而拒绝其住宿。又有同胞，由厦门搭船欲往南洋，在轮船出发前，经检查为有病，即不肯容允寄寓。如斯种种悲惨情形，皆因无一慈善免费的公立医院所致。观此可知，此种医院之建设，实不可容缓。此医院将来若成立，拟兼聘汉医，厦门大学之医科教授及学生决在该医院服务。鄙人深望君等为贫病之民请命，极力鼓吹，以促成立。凡愿为发起人者，可报名贵报或新嘉坡 [2] 华侨总商会。现不独愿为发起者已有多人，且有认捐巨款者，例如陈君嘉庚 15 万、林君清德 1 万、吴君克俭 5 千、曾翻宙君及其夫人曾林氏各 5 千是也。其中并有已现交者。医院创办之初，可容病人百余人，以后依时扩张之。云云。

以林君之热心与名望，加以熟识当地人士，得各界之赞同，此

---

① 林文庆先生对於创设厦门公立医院之计划[N]. 南洋商报，1926-01-09.

② 新加坡（Singapore），旧称新嘉坡、星洲或星岛，别称为狮城。

慈善事业，定能早日成立也。

又有林文庆当年于《南洋商报》发布的捐启——

然建设维艰，完备维艰，今得与大学之医校，联为一气，且在厦门港之中心点，有慈善家捐献大学一地，已图校业。就其地为院址，得形势之天然，又得当道许可，取买附近多少民房，以整齐其院界，为博济之难图。是则山河成篑，掘井及泉，经之营之，可立而待也。现拟赶筑病房，暂容百人位次，以速观成。先其所急，后其所缓，次第进行，力求美备。既可以救乡邦贫病之颠危，复可以验医校师生之学识，一举两善，何快如之。

惟开办之初，凡百需款，通盘预算，已由百万缩减为三五十万。如首段之所详言，似无可再减，再减则不能完备矣。爰将所拟办法，商之陈嘉庚先生，审查复核，乐表同情，倡捐洋银15万元，又捐首年经费3万元。善界长城，鳌弧先登，仁者必有勇，孔圣之言，诚不我欺也。更有说者，医校之教人，与医院之救人，同是慈善事业，求学者，不限谁家之子；求医者，不拘何籍之人。为世界人人所应负之责。而无国界之分。所谓厦门，特指驻在地而言耳。伏望中外大善士，破除界线，慨解义囊，有如韩信将兵，既多多而益善，毋若杨朱为我，当绰绰而有余。仁看福造厦门，俾士农工贾，咸登纡席之安，定卜筹添海屋，合南北东西，共献冈陵之颂，才同鸠拙，谨拜手而飏言。事类蝇营，敢鞠躬而待命。

《厦门大学公医院捐启》[①]

这则捐启，于1926年1月10日在《南洋商报》上发表。林文

---

① 厦门大学公医院捐启 [N]. 南洋商报，1926-01-10.

庆打造公医院其心之诚，其意之真，真可谓力透纸背。

然而，历史的进程一旦开启，其发展往往有着意料之外的行进轨迹。尽管林文庆校长倾尽心力筹备厦大医科和厦大公医院，但由于所筹经费不足，厦大医科当年并没有最终建立，厦门公医院也仅是止步于"厦大公医院澳水村分诊所"。但一众侨领泽被生民的初心和理想并没有就此湮没，"天时"与"人和"在同一时间点契合，由此诞生了厦门中山医院的雏形。可谓有志者，事竟成，林文庆苦心孤诣打造厦门大学公医院的想法最终也以成立厦门中山医院作为圆满呈现。

第二节 前行 | 在曲折探索中粗具规模

【01】"不让林君专美于前"的黄奕住

尽管林文庆等人关于打造公医院的理想通过澳水村分诊所得以初步践行，但这对渴望以兴医教而行报效之心的侨领们来说，距离天下为公、救生民于沉疴之中显然还有着漫长的道路要走。此时，一位颇具传奇色彩的华侨商人以热心之举，再次对厦门中山医院的创建起到了推动作用。他就是当时的"爪哇糖王"黄奕住。

对于黄奕住参与创办公医院的初衷，1926 年 8 月 25 日的《南洋商报》有这样俏皮的表述："以厦门大学校长林文庆君倡设厦门公医院，遂不让林君专美于前，而建议开设厦门分医院。"[1] 当然，虽无从考证黄奕住缘自何种初衷，但想开设厦大公医院分院的决心无比坚定。

---

① 厦门龙泉宫附近居民反对建设分医院 [N].南洋商报，1926-08-25.

作为陈嘉庚与林文庆的好友，又同为闽籍南洋华侨，黄奕住同样有着20世纪爱国华侨的拳拳报效之情。不仅如此，他与厦门大学之间也有着千丝万缕的缘分。对此，《黄奕住大传》中是这样描述的：

1920年11月，有两位闽籍南洋华侨在上海筹办两项振兴中国的大事。一个是福建南安籍的印尼归国华侨黄奕住，他正在上海谋划中国第一家华侨私人创办的中南银行于翌年在此地成立，之所以命名为中南银行，表示"南洋华侨不忘中国也"。另一个，是福建同安籍新加坡华侨陈嘉庚，他有感于当时的福建没有一所综合性大学，此时也到了上海，与文化界人士一起商议教育兴国，筹办中国第一所华侨创办的厦门大学。①

不同领域、同一时空，两位华侨巨子不谋而合地实现了百年事业的启动。而后在厦门大学的兴建过程中，黄奕住多次慷慨资助厦大。

到1926年厦门大学公医院创办时，黄奕住同样想出资相助，兴办"厦大公医院分院"。分院地点选在草仔垵的龙泉宫。关于选址的申请过程，当时的《南洋商报》有着翔实记载：

厦门地窄人稠，欲求相当地点，为建造医院场所，殊难得其选。兹查滨海地方有龙泉宫一座，系属地方庙产，空气适宜，来往亦便。该庙有48丈，又前面海滩，有290方丈，以之折卸，改建作医院场所，尚能敷用。查凡地方公有土地产业，均归贵会管辖，合应恳乞贵会准将龙泉宫全座，并庙前海滩，给归医院所有，以便

---

① 孙立川，朱南. 黄奕住大传[M]. 香港：香港中华书局，2021：250.

招匠填筑拆卸，改建医院。并请贵会分函地方官署，立案给照，暨出示保护。又查该地水路交通甚为利便，惟陆路尚有缺点，曾于日前托王工程师履勘给图，能于该处辟一小马路，以通后路头，则来往行人较为便利。付图一纸，敢乞查照。并请贵会负担建设。想医院为地方慈善事业，定为贵会及地方公民所乐予赞同匡助也云云。①

　　当时的市政会接到了黄奕住的申请书后，当即认为这是惠及于民生的慈善之举，欣然认同，并由"市政督办转函司令部、警察厅，并出示通告该宫附近居民"。谁料通告下达以后，龙泉宫附近的居民却纷纷抗议，以龙泉宫为该保人民所有，又是古迹所在，决不允许外人处分。一时间反抗情绪不断发酵升级，民众愤愤然在龙泉宫附近集会，甚至有激进分子主张以武力对抗拆迁者。集会事件发酵到最后，终而采取了相对缓和的处理方式：居民以此地已被计划兴建义学之用，"实不由他人代庖处分"之理由，上书市政会。至此，黄奕住只得将厦大公医院分院择址此处的想法暂时搁置不议。

　　到了1928年，局势的转变再次将筹备公医院的议题摆上桌面。为改造当时厦门薄弱的卫生系统，1928年7月28日，厦门卫生会成立。"主席团为市党部、总工会、学联会、商民协会、公安局卫生办事处，推市党部段章为总主席，司仪吴金声，记录叶苔痕。"②在此次会议上，"筹设公共医院"再次成为重要议题。并于卫生会特别会议上，公举出林谨生、章茂林、周贤育、程水源、林醒民、叶苔痕等，"组织公共医院筹备委员会"，又敦请林国赓、林文庆、

① 厦门龙泉宫附近居民反对建设分医院 [N]. 南洋商报，1926-08-25.

② 厦市卫生会成立典礼. 南洋商报 [N]. 1928-07-28.

黄奕住、黄大辟、章永顺、陈天恩、吴金声、陈希佐、方芝英、马育骐、黄明智等加入筹备，"借以集思广益，而冀厥众擎易举"。[①] 由黄奕住提出创办"厦大公医院分院"始，以"厦门卫生会"重设筹备委员会终，厦门中山医院的雏形逐渐走向清晰。

【02】择址、奠基、开诊，雏形粗具的中山医院

一段伟大的征程之所以伟大，往往起点就已不凡。当今天我们感慨厦门中山医院近百年历程的宏远与厚重时，仅从她起步的第一天便可窥见厦门中山医院的弘毅气度。

1928年，刚刚创办的厦门卫生会便为创办公共医院事宜奔走，考虑到诸多事项需要定夺，他们委派代表拜谒当时海军厦门要港司令林国赓。代表们陈述创办公共医院事宜，林国赓闻之"极端赞成"，并建议将"天下为公、造福社会"的中山精神融入医院的建设中去，"本纪念元勋之微忱，为实行卫生之起点"[②]，由此将公医院命名为中山医院，浩瀚中山的近百年征程由此正式拉开序幕。

医院的筹建、选址和经费问题是当务之急。《南洋商报》对此也做了详尽记载——

次谈及经费一层，决向热心侨商捐募二十万元。鼓屿健社林文庆君，前曾在南洋募得二十余万元，亦可拨充此用。司令部允自八月份起，逐月津贴三百元为筹备费。开办时可拨五万元，地点可

---

① 叶苔痕. 筹创厦门中山医院之经过[A]//厦门中山医院计划书. 厦门卫生会，1929.

② 筹创厦门中山医院缘起[A]//厦门中山医院计划书. 厦门：厦门卫生会，1929.

任随勘定拨中。或谓接近厦市过于繁闹不宜，无人之静养宜在禾山偏僻之处，有天然风景者较为合宜。预计建筑新式院址约需一十万元，设备费数亦相埒，总较厦鼓医院为完善。[①]

透过这些文字的记载，我们不难看出，厦门卫生会代表们与当局的对话是相当高效的，在筹建厦门中山医院事宜上取得了卓有成效的进展，初步敲定了医院的选址"宜在禾山偏僻之处"；关于筹办费用，除拨用林文庆先前为厦大医学院在南洋筹措募捐的款项，司令部开办时先拨付部分费用，然后决定以逐月津贴的拨款形式对中山医院给予实际支持。

筹建的过程是繁琐而细致的。我们依然可以通过史料触摸到当时繁冗却井然有序的筹备安排，当年厦门卫生会印行的《厦门中山医院计划书》中有详细记载：

兹将筹创该院进行程序列左：

（一）择定院地；（二）测量院地；（三）起草计划概要；（四）绘画院图草案；（五）进行募捐建筑；（六）征求全院正式建筑图案；（七）定聘建筑师；（八）征求建筑工程；（九）开始建筑工作；（十）全院一切设置。

对于医院的选址，经过筹备组众人的实地考察，认为原定地块不管是空气、地质还是交通的通达程度上来说，都并非筹建医院的最好选择。林国赓司令在中山医院的地块拨付上再次给予了大力支持，拨付了宏汉路北（今镇海路）一处地块，面积两千余方丈，估价八万元左右。有报道记载："乃公举吴君清淞、林君谨生，与国赓司令接洽，请其另指他处。时路政处周主任亦在座参与磋商，再

① 筹备中山医院之佳音. 南洋商报 [N]. 1928-08-08.

定宏汉路北部新辟山地（原名六仙公），面积二千余方丈。诸委复行履勘，皆认为满意。"①

　　审视这段筹建历程，时局不可谓不动荡，经费不可谓不短缺，可谓一穷二白，却难以泯灭参与筹建诸公兴实事、惠民生、馈乡梓的赤子之心。更为难能可贵的是，在公共医疗如此薄弱的情形下，始创者们从开始构思时就要计划把厦门中山医院打造成"规模务求宏敞，设备必臻完善"的大型医院，以图能够担负起鹭岛医疗之重责。这是不囿于当下的前瞻性格局，这种前瞻性格局体现的强劲精神动能也决定了厦门中山医院可以穿越时光而经久不衰。

　　经过近两年筹备，厦门中山医院董事会于1930年正式成立，林文庆被推举为董事长。《厦大周报》消息："特于日前推举本校林校长为董事长，及董事数人。又本校廖超照、章茂林二先生，亦为该医院董事云。"②

　　1931年3月3日，厦门中山医院终于迎来奠基礼。这无疑是一次隆重的盛会，从司令部代表、海关监督署、警察署、县指委会、卫生办事处，到筹备委员会成员，可谓嘉宾云集、高朋毕至，60多人共同在这个初春下午，庄严地见证了隆重的奠基礼。嘉宾们的祝词或恢宏，或平实，但无一不是热情洋溢。中山医院的奠基成为铭刻在厦门中山医院历史上最经典的定格。

　　《南洋商报》详尽地记录了当时这一场景：

---

　　① 叶苔痕.筹创厦门中山医院之经过[A]//厦门中山医院计划书.厦门：厦门卫生会，1929.

　　② 林校长被推为厦门中山医院董事长，廖超照章茂林二先生任董事[J].厦大周刊，1930，10（4）.

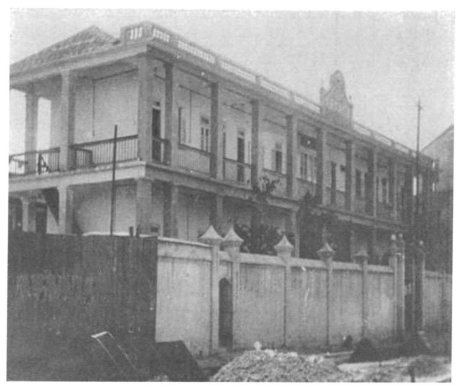

爱国华侨和知名人士捐资兴建的厦门中山医院

　　昨三日下午二时，中山医院举行奠基礼。来宾到者，有司令部代表杨廷枢、海关监督署陈钦禹、警察第三区署曾孝植、县指委会戴擎宇、卫生办事处唐继华等；筹备委员到者，有陈天恩、廖超照、林谨生、吴金声、程水源、章茂林、吴清淞、唐石仙、陈希佐、叶苔痕等，共约六十余人。三时许举行开会议式，由吴金声主席（代表林文庆），韦廷钧司仪。行礼如仪后，主席致开幕词，次林谨生报告筹备经过及将来计划（与上次林在青年会向各报记者报告同，从略），次杨廷枢读林司令祝词。文曰："鹭江之滨，攘攘熙熙，活人寿世，功在良医。乃度楹宇，经之营之，杏林橘井，永奠丕基。"次海关监督代表陈钧禹演说，次邵贞茂、吴清淞、戴擎宇演说，次夏礼文医生演说。夏演词用厦语，未演前先向总理遗像行一鞠躬礼，谓孙中山先生是中国人好模范，今中山先生精神万岁，愿中山医院也千秋万岁，同永垂不朽等语。次唐继华、陈极星演说。最后，主席致答词毕，举行奠基礼。基刻"中山医院奠基纪念"八字，上署"中华民国廿年三月三日"，下署"林国赓题"。①

第三节 初心｜秉承"天下为公"精神的中山医院

【01】促使中山、平民合并的胡文虎

厦门中山医院兴办之初，深受孙中山天下为公的博爱思想影响，创办之后的中山医院，时刻都以悲悯苍生、救扶病患为己任。自 1931 年奠基仪式后，厦门中山医院经过三年积极建设、部分院舍规模初成。为及早改善厦门医疗现状，服务大众，厦门中山医院门诊部于 1933 年 5 月先期开诊，收治病人。1933 年 5 月 10 日的《江声报》如此报道："厦门中山医院，自院舍建筑完成，即着手布置内部。现因自来水及厨房建造尚未竣工，特订本月十五日起，门诊先行开诊，并积极筹备，冀于两个月后收治住院病人。"②

林文庆被董事会任命为院长，并担任院儿科主任医师，其他科室医生也多由初创者亲力亲为。对此，1933 年 5 月 10 日的《江声报》有详细记载：

该院董事会现聘定林文庆为院长，吴金声为院务主任。儿科主

---

① 厦门中山医院奠基典礼 [N]. 南洋商报，1931-03-21.
② 厦门中山医院开始门诊，聘定各医士 [N]. 江声报，1933-05-10.

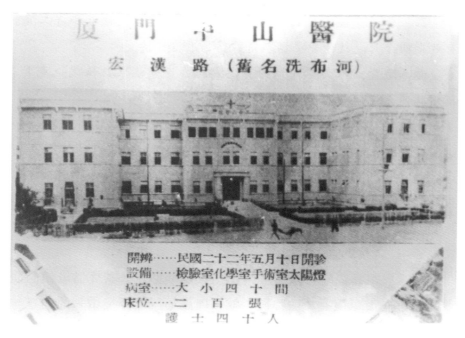

1933年，中山医院在宏汉路的西医院正式开诊

任医师为林文庆、陈希佐，内科吴金声、白施恩，外科林谨生、林全盛，产妇科方芝英、林碧凤，皮肤花柳科廖超照、章茂林，眼耳鼻喉科叶全泰、张秋涛，检验部叶安仁。[①]

在开设门诊收治病人三个月后，厦门中山医院于 1933 年 8 月正式开办，正式开业后，厦门中山医院明确定位为慈善机构，治疗诊费极为低廉。诊费分为三等：

甲、特别：在规定时间内，得随到随诊，又可指定当值医生诊治。就诊券小洋四角，有效期四个月。挂号费小洋四角，药费照纳。

---

① 厦门中山医院开始门诊 [N]. 江声报，1933-05-10.

乙、普通：按先后到院顺序，照号数就诊，就诊券小洋二角，有效期四个月。挂号费小洋二角，药费廉价优待。

丙、免费：确实贫寒无力者，先向办事处请求优恤完全免费。花柳病不在优恤之列。[①]

提倡慈善无私固然可贵，但对厦门中山医院来说，筹措经费与运营医院是一大难题。这个时候，又一位闽籍华侨的公益之举，不仅解了正为运营费发愁的厦门中山医院燃眉之急，更是将医院在规模上推到了一个新的高度。他就是被称为"万金油大王"的胡文虎。

胡文虎祖籍福建省永定县，出生在缅甸仰光。其凭借敏锐的商业嗅觉，看准东南亚瘴疠弥漫、蚊虫肆虐的气候环境带来的问题与商机，适时推出了系列虎标良药，虎标万金油是其中家喻户晓的一款。前后不到20年的商业运作，胡文虎成为闻名遐迩的企业家。作为与陈嘉庚同时期的华侨，胡文虎同样对祖国与家乡有着热忱的回馈之情。他曾立下宏愿，要在祖国修建1000所学校。在后来的抗战期间，他更是不惜捐出了上亿身家。

1933年的厦门时局风雨飘摇，民生凋敝。在当年的报纸报道中，"路毙"一词频频出现，失业率更是达到了可怕的状况：据当时人口数据调查，失业率高达68%。目睹这一切的胡文虎不忍灾民流离失所，遂思忖建设一座平民医院兼平民工厂，采用两者相辅而行的方式，即生病的平民可进入医院治疗，待治疗痊愈后进入平民工厂工作，赚取生活费，"博济之功始臻彻底"。为此，他划拨出20万元费用，计划把5万元作为医院建筑费，另外的15万元则用于工厂建设及设备采购。并选定了地址，"以禾山凤屿为平民工艺厂

---

① 厦门中山医院开始门诊 [N]. 江声报，1933-05-10.

厂址，平民医院则就博济院改建之"。

　　胡文虎的慈善计划这一件利国利民的好事，在执行的过程中却并不顺利。平民工厂开工后，由于工程负责人办事不力，推进迟缓，"虚耗巨金，成绩毫无"；加之工厂选址处于偏僻的孤岛上①，施工往返不便，总之无论是人为因素抑或自然因素，皆是困难重重。胡文虎于是决定改变计划：没有完工的工厂将捐献给上海麻风病院用以设立分院。消息一经传出，一石激起千层浪，担心麻风病传染的禾山民众群起而攻之，凤屿附近之莲坂、埭头等住民，反响尤为强烈，再加上专科医生难以物色，麻风医院计划又付之东流。

　　此时，一边是胡文虎的满腔热忱再三被阻滞搁浅，一边是正在运营的厦门中山医院为经费捉襟见肘而苦恼。1933年11月，胡文虎向厦门中山医院释出合作意向，同时函告厦门当局，同意将平民医院与中山医院合办，使"平民能得实惠"。胡文虎的这一拳拳初心，可见诸1933年11月21日《江声报》报道：

　　关于厦门中山、平民两医院合办事，在鄙意一切计划，可由平民医院筹备会开会解决之。如委员会一致赞成与中山合办，文虎亦乐表同情，总期平民得沾实益，公款不致虚糜，私衷即引为至慰。②

　　中山医院闻讯大喜，立即召开董事会商讨接洽事件，并推举四名代表与胡文虎方面对接，当时的《江声报》报道了这件事：

---

　　① 当年，凤屿路一带还是一个小岛，因形似凤得名"凤屿"。20世纪60年代，厦门发起"围海造田"运动，凤屿周边开始围垦。改革开放后，逐渐被改为建设用地，并在原岛屿东侧修建了"凤屿路"。

　　② 中山与平民合办 [N]. 江声报，1933-11-21.

推举黄幼垣、丁玉树、林文庆、林谨生等 4 人为代表，于平民工厂开会时，向该会筹备委员会请求，对于胡氏所赞助大洋 8 万元项下，拨出一部分建筑一免费病室，购置爱克司光、升降机，及医科应具设备，并拨一部分款项购置不动产，以资永远基金。[①]

1933 年 11 月的厦门，紧张局势再次升级，福建事件[②] 即刻爆发，局势可谓山雨欲来风满楼。 以蔡廷锴、陈铭枢为主力的国民党第十九路军为主力，掀起了联共反蒋的革命浪潮。紧张局势下，医院合办的事宜无奈再次搁置。

直至 1934 年闽变平息，中山、平民合办的消息终于正式见报。1934 年 10 月 12 日，胡文虎、胡文豹的 8 万元捐助款项通过中国银行与华侨银行汇至厦门中山医院董事会。合办后的医院名称仍为"中山医院"，由胡文虎、胡文豹兄弟捐款 8 万元作为建筑费用，其余设备费用、开办费用、基金由多方筹措。

1934 年 4 月 7 日的《昌言》以《中山平民两医院合并》为题，报道了这则新闻，主要内容如下：

中山、平民两医院合办，已由接洽而将成事实，共合办计划，约分数端。一、名称之更改；二、招款之指定；三、添建项目；四、加入董事会；五、纪念办法；六、收容病者办法。内容大致为：胡文虎、文豹捐款八万作建筑费，林文庆募捐款七万作设备

---

① 中山与平民合办 [N]. 江声报，1933-11-21.

② 发生于20世纪30年代初，史称闽变，又称十九路军事变。是九一八事变后日益高涨的反蒋抗日运动和国共"两个政权尖锐的对立"发展的必然结果，仅历时50多天便落下帷幕，闽变作为反蒋抗日运动的里程碑和西安事变的序曲而载入史册。

费，本市捐款六万作基金，黄奕住一万作开办费。昨下午五时，平民方面之王弼卿，吕天赞，林荣森，苏逸云，中山方面之周醒南，黄友情，丁玉树，殷雪圃，黄大辟，均各有会议，讨论合并进行，并订今（七）日下午，假国际联欢社开联席会议，商决一是云。①

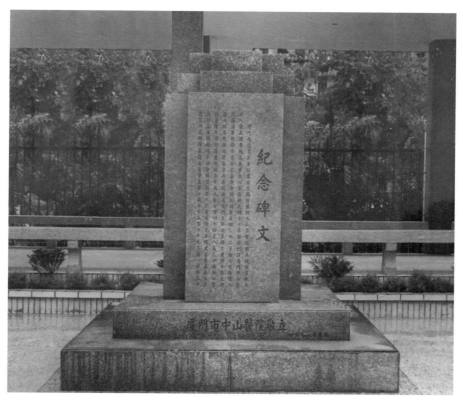

中山医院纪念碑

尽管过程艰辛曲折，胡文虎的良善之心终究得以践行。厦门中山医院为纪念两院合并，使"院内外咸知缔造之艰，必能合力促进，使之日起有功"，决意立碑纪念，并将胡文虎的这段慷慨之举铭刻其上，以昭诸公之慷慨公心。纪念碑文这样写道：

① 中山平民两医院合并 [N]. 昌言，1934-04-07.

厦门为通商巨步，公众卫生关系匪轻，而私立医院稍具规模者，概由外人设立，识者憾焉。本步热心家遂于民国十七年发起创设厦门中山医院，荷海军林向今司令之嘉许，命堤工办事处拨公地二千余方丈，估价八万元，以为院址，而建筑费尚无从出。适厦门大学校长林文庆博士自星洲归，募得大学附属医院捐款七万九千六百四十四元八角三分，彼此以事属公益，目的相同，不妨合办。经捐款人之赞成，拨充本院建筑费，并在本步邀集同志组后募捐委员会，募集六万七千五百七十元二角一分，于二十一年一月兴工，年终落成，翌年五月先设门诊部。承黄奕住先生捐助开办费一万元。八月正式开幕，收容病家。

时胡文虎、文豹两先生拟在本市独建平民医院暨工艺厂，商得胡先生昆仲同意，拨出八万元充院舍建筑费，而以前捐款项改为设备经常等费及基金，院务及获顺利进行。念斯院之得以观成，良由官民之共同提倡，而得诸侨界捐助之力为尤多。爰立碑纪念，垂久远，庶院内外人士咸知缔造之艰，必能合力促进，使之日起有功。则市民之得以同登寿宇，皆出自诸公之赐也。是为序。

中华民国二十四年一月 ①

碑文落笔，开启了厦门中山医院发展的序曲。后人透过荏苒时光，寻迹到当年诸公是如何共同擎举鹭岛的医学事业，又是如何夯实着一座近百年医院的发展之基。

---

① 厦门中山医院纪念碑，原碑立于 1935 年 1 月。

【02】转私为公，林文庆初心终成

倡建中山医院时，林文庆等有识侨领就为当时的公医院明确定位：慈善、免费、公立。因此，与平民医院合并后的厦门中山医院依旧不改初心，坚持慈善行医，"凡贫苦病者得入免费病室治疗，完全免费"。1935 年 6 月，厦门中山医院添设平民病室，将胡文虎创办免费、公益的平民医院的初心也融入中山。

1935 年 7 月 18 日《江声报》报道称：

中山医院 6 月 1 日起，添设平民病室，病人赴院就诊比前增加。计 6 月份门诊人数，内科 720 人，外科 260 人，儿科 134 人，产妇科 36 人，皮肤花柳科 88 人，眼耳鼻喉科 88 人，合 1326 人。免费者 254 人。又住院人数 152 人，病愈出院及尚在院者 138 人，死亡14 人。该院二等病室，拟再扩设 10 间云。①

而此时的中国，国内外危局日益升级。国际上，世界经济危机爆发，同时日本帝国主义对中国虎视眈眈，民族危机日益加深，全国抗日救亡图存的呼声日益高涨。与厦门中山医院血脉相连的厦门大学，此时正处于在风雨中艰难生存的境况，主要缘于校主陈嘉庚在南洋的商业经营困境。一时间，厦门大学的办学经费中断，处于勉力支撑的态势。国难当前，陈嘉庚不易其志，卖掉别墅筹措办学经费，为后世留下了"卖大厦以办厦大"的高尚事迹。校长林文庆为了筹措学费四处奔走募款，"一年之中他几乎半年在校内，半年在校外。半年在校外，就是要去五个中心去接洽联络，这五个中心

---

① 中山医院六月份诊病统计 [N]. 江声报，1935-07-18.

是南京、上海、福州、广州和南洋"。①

　　陈嘉庚与林文庆全力支撑的厦门大学尚且如此艰难，在磨难中面世、年轻的厦门中山医院更是处于举步维艰、入不敷出的窘境。医务人员短缺是最直接的问题，偌大的医院、数十病人"仅由吴金声主任医务，而另叶医生帮理。"②

　　虽然医务人员匮乏，但就诊病患数量却与日俱增。尤其是平民病室设立后，前来就诊的患者数量更是快速增长。

　　1935 年，借着刚与平民医院合并的契机，深陷经营困境的厦门中山医院启动了第一次人员架构的全盘改组。组建新的理事董事会作为医院最高决策部门，启用卓绵成为院监，处理医院大小行政事务；在医务方面，任命高思养为院长兼医务长。同时为了应对日渐增多的患者，做出了迅速成立正式的看护学校、加入中华护士会以及录用看护生的决策。1935 年 3 月 1 日的《江声报》如此报道：

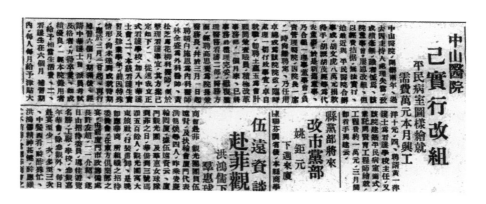

《中山医院已实行改组》（《江声报》1935年3月1日）

　　3 月 1 日起，聘请白施恩为内科医师，林全盛为外科医师，黄

----

① 厦门大学校史编委会.厦大校史资料：第一辑[M].厦门：厦门大学出版社，1987.

② 中山医院病者挽留吴金声[N].江声报，1935-02-24.

松芝为花柳科医师。至于整理看护事宜，其方案已定如下，一、从速成立正式看护学校，加入中华护士会。二、本级看护生实习及肄业学年，前因特殊情形，尚未达到成就时期，应于 3 月 1 日起，再行补习六个月。期满后，经请中华护士会派员考试及格者，方得卒业。如成绩优良，一经本院录用者，给予相当生活费。三、看护生在六个月补习期内，每人每月给予津贴大洋 10 元。四、聘请黄一萍护士为看护学校主任。

又该院建筑平民病室图式，业托周贤育工程师绘就，工程费约 1 万元，三月间即着手兴建云。①

厦门中山医院改组的当月月末，有报纸报道了其年度收支，为 -15074.18 元，其入不敷出的经营困境可见一斑。1937 年 3 月 29 日的《江声报》以《中山医院去年不敷万五千元》为题，给厦门中山医院算了一笔经营账：

本市中山医院廿五年度医费，收入：门诊部 6489 元 4 角，住院部 16265 元 7 角 3 分，其他 6784 元 5 角 9 分，合为 29539 元 7 角 2 分。支出：经常费 41109 元 2 角 3 分，特别费 1249 元 8 角 4 分，施疗费 1643 元 5 角 5 分，其他 811 元 3 角 8 分，合为 44614 元。全年不敷 15074 元 1 角 8 分。②

时间推移至 1937 年，当时的中央卫生署署长刘瑞恒到厦门考察，对厦门的医疗卫生现状给予了评价。认为厦门虽然医疗有所进步，但作为人口相对稠密的口岸城市，缺乏一座大规模的地方公立

① 中山医院已实行改组 [N]. 江声报，1935-03-01.
② 中山医院去年不敷万五千元 [N]. 江声报，1937-03-29.

医院。从出生之际就饱受关注的厦门中山医院，再次碰上一个难得的历史机遇，厦门中山医院收归市立的计划由此被提上议程。"苟就中山医院收归市立，每月只须由市府拨给1500元，认真办理，则造福于厦地民众，当非浅鲜云云。"①

此项建议，直到1938年3月才正式落实，厦门中山医院正式被划归为市立医院，章茂林成为改制后的首任院长。至此，林文庆打造慈善、免费、公立医院之初衷终于得以实现。1938年3月8日的《江声报》以《中山医院决收为市立》为题，对此事进行了报道：

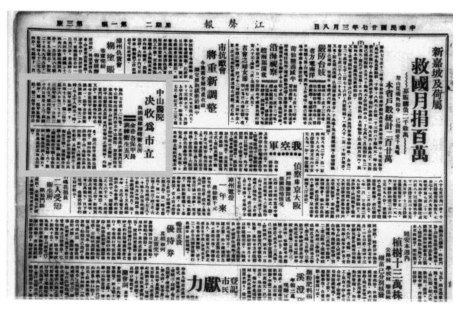

《中山医院决收为市立》（《江声报》1938年3月8日）

福州七日夜十二时电 省卫生处决将厦门私立中山医院改为厦门市立中山医院，即委原院长章茂林为院长，并计划在鼓屿设市立医

---

① 中山医院收为市立医院[N]. 江声报，1937-05-31.

院一所。该中山医院及原隶厦门市警局之清道队，均归厦门卫生事务所管辖。①

　　巧合的是，同样是处于经费困境中的厦门大学，经过陈嘉庚与林文庆的郑重考虑，也于 1937 年 7 月 1 日正式改为国立厦门大学。厦门中山医院因厦门大学而诞生，血脉相连，同样历经困境后纷纷于时代的洪流中改制、求存、焕新，承担起各自全新的历史使命，对此，我们不得不感慨这对姊妹单位缘分之深厚、际遇之契合！

　　逝者如斯，不舍昼夜。历史的脚步磅礴前行，当我们驻足回望厦门中山医院 1928—1937 年的遥远岁月，扑面而来的不仅是其历经百年的厚重底蕴，更是她根植于在血脉当中的坚韧风骨，是始终把自身前途和家国命运融为一体的博爱精神。诞生于战火硝烟中，发轫于陈嘉庚、林文庆等一代爱国华侨的救亡图存理想，厦门中山医院从面世之时便承载着一代人的梦想与激情，也造就出一个弘毅伟大、非比寻常的开端。

　　发展前行之路亦不乏颠沛坎坷，但初创者们无一不是身负重任、蹒跚前行。林文庆、陈嘉庚初创厦大公医院，经费匮乏、一穷二白，林公不辞劳苦、多方筹措，方使厦大公医院雏形粗具，并创立厦大公医院澳水村分诊所，初步践行规划中的公医院宗旨；黄奕住欲设厦大公医院分院，虽选址受阻，终而捐资相助，初心可鉴；有感于厦门薄弱的卫生现状，厦门卫生会正式成立，并为推动厦门公医院筹建四处奔走，又得时任海军厦门要港司令林国赓支持，予以拨地命名，厦门中山医院终而面世；胡文虎创平民医院遇诸多坎坷，但良善之心终究在中山得以践行，推动平民医院与厦门中山合并，合并后继续使用厦门中山医院为院名，于事实上让厦门中山医

---

　　① 中山医院决收为市立 [N]. 江声报，1938-03-08.

院扩规建制；后厦门中山医院陷于经营困境，又遇时任中央卫生署署长刘瑞恒推动改制，转私为公，变为厦门市立中山医院。缩影着时代的风华，浸染着岁月的风霜，聆听远去的足音，厦门中山医院得以跨越百年岁月经久不衰，虽不乏时代的选择与机遇的馈赠，但溯源根本则得益于始创者与代代中山人的博爱之情怀与坚韧之意志。

展望漫漫前路，于1938年转私为公的厦门市立中山医院，即将经历和迎接的是一段更为跌宕起伏的苦难岁月，它也将成为年轻的厦门中山医院发展史上一段不容忘却的记忆。

第二章　在战火中洗礼
（1938—1949 年）

　　1937 年 7 月 7 日，卢沟桥的枪声，开启了中华民族抗战的序幕；1938 年 5 月 10 日，厦门全岛沦陷，这座小城处于战火之中，年轻的厦门中山医院也自此开始接受战火的洗礼。在亡国灭种的严重威胁面前，个体命运已同家国前途休戚与共，正如巴金先生所言："我们把个人的一切全交出来维护这个'整体'的生存，这个'整体'是一定会生存的。'整体'的存在也就是我们个人的存在。我们为着争我们民族的生存虽至粉身碎骨，我们也不会灭亡，因为我们还活在我们民族的生命里。"[①] 显然，这是厦门中山医院与"民族生命"共存的峥嵘岁月，也是它作为"整体"而走过的不平凡时光。

　　在厦门中山医院因沦陷而停办的七年里，因史料残缺，我们唯有通过抚触大时代的脉搏来感受中山医院曾浸染过的时代风采，共鸣中山医院初创者所历经的风云动荡的时代弦歌。

---

　　① 巴金 . 一点感想 [N]. 呐喊（创刊号），1937-08-25.

第一节 院殇 厦门沦陷后的中山医院

1937 年 7 月 7 日夜，这是中国现代史上堪称悲壮的一个夜晚，中华民族进入全民族抗战阶段，人们自立图存的强大信念在山呼海啸般的情绪中被点燃，在民族危亡之际表现出空前的团结与伟力。这种同仇敌忾的顽强气概，支撑着苦难的中国在极为困难的条件下，以几乎是孤军奋战的姿态，在东方开辟出了一个大规模的反法西斯战场。战争的阴霾虽如乌云压顶，时代的洪流仍激荡澎湃着众多有识之士的热血。诞生于动荡时局中的厦门中山医院，无疑将很快随着小城厦门，沦陷在一场更为残酷漫长的战火中。

1937 年 10 月 26 日，与厦门隔海相望的金门惨遭沦陷，此时的鹭岛已然站在了风雨欲来的战争前夜！这场即将到来的战役，也将成为厦门中山医院发展史上难以消弭的重创！

距离七七事变后仅一个月，日本对厦门的侵犯阴谋就已初露端倪。1937 年 8 月，日本大刀阔斧的撤侨动作已释放出危险的战争信号。地处华南军港、商港的战略要地，厦门早已成为日军南侵阴谋的重要一步。这背后原因，除了厦门得天独厚的地理位置，更与当时的中日战局息息相关。在淞沪会战中上海失守，国民政府已失去了来自江浙财阀的财政支持。在华北的正面战场上，徐州会战如火如荼，台儿庄战役让日军长驱直入的狂野侵略进入胶着至失利状态。为实现快速击溃中国军队的目的，日军决定集聚起闲散的海军力量，在华南另辟战场，以牵制正面战场军力，达到让中国军队腹背受敌的局面。日军一旦占领厦门，等于再次切断了南洋华侨的汇款，从而可以直接遏制住国民政府的咽喉。日军的这一阴险企图，在第二年，也就是 1938 年 5 月 23 日的《台湾日日新报》（由日本人创办）报道上得到验证：

> 蒋介石赌下命运的徐州大会战正在如火如荼的进行，我自豪的精锐海军陆战队突然于 10 日攻下厦门……这次海军占领厦门，将使蒋介石的徐州大会战打输的同时加速战败进程。厦门原本还是 2000 万南洋华侨的出入口，也是南洋华侨 4000 万元汇款的接收港……我海军占领厦门还有另外一个重大意义，就是通过断绝与南洋华侨的联系，直掐蒋介石的咽喉。[①]

空前紧张的战局，厦门早已全员皆兵，进入备战状态。在最激烈的侵略战争打响之前，敌机频繁空袭厦门。1937 年 9 月 4 日，厦门火速成立防空委员会，下设秘书处、情报处、第一科、第二科、第三科、第四科、第五科。第五科下设各种消防队、救护队、警备队等，厦门中山医院便是备战救护队伍中的一支。冒着敌机的猛烈轰炸，中山医院的医疗救护队穿梭在战火中，救治因炸弹、毒气、火灾而受伤的市民。

全民应战的号角终而被吹响，厦门医疗救护队成立，下设 1 个总队、3 个救护所、5 个救急队，第一救护所便设在厦门中山医院院内。这支救护队由 25 名经验丰富的医生、护士、药师组成，最多可一次性收治 100 余名伤病患者。在纷飞战火中，无畏的中山人投身其中，在动荡中谱写着医者仁心的迤逦长歌。

然而，全民皆兵的筹备并没有延缓日军精心策划的阴谋步伐，厦门的五月血色之战已如弦上之箭！ 1938 年 5 月 9 日，正值"国耻纪念日"，为洗雪"二十一条"，群情激奋的厦门市民倾城出动，举火炬夜游。驻守厦门五通的 75 师第三营参加游行后，步行回营，

---

① 占领厦门的重大影响 [N]. 台湾日日新报，1938-05-23.

已人困马乏。5月10日凌晨两点，浩浩荡荡的日军登陆舰艇群由战舰护航，从金门岛料罗湾逼近厦门岛五通至香山一线。很明显，对于这场战役的择时择地，日军有着精深的考量。凌晨三点正是大潮最低点，经大小金门水道直抵防守薄弱的五通码头，登陆更为容易。凌晨三点十五分，随着守兵一声尖锐的枪声，厦门之战正式打响，原本宁静的鹭岛黎明顷刻间湮没在血色之中。

这以弱抗强的战役，基调是多么悲壮！此时的厦门驻军兵力实在太过薄弱，驻守的军事武装只有区区两支：一支是刚换防不久的陆军第75师，一支是由刚接替林国赓担任厦门要港司令的高宪申指挥下的厦门要塞守备队2个中队。敌军像潮水一样不断涌来，守军的重机枪既无高射装置，更无一门高射炮，只能以手榴弹近战，殊死抵抗。反观日军，军舰、战机和3000兵员集结，犹如一台台战争机器疯狂碾压而来！从当日天色薄明的5时20分起，2小时为一批，日军的战机不间断地轰炸厦门驻军阵地，以掩护他们的地面作战部队。在轮番猛烈的攻势之下，厦门驻军虽顽强抵抗数次打退敌人的进攻，但以血肉之躯抵挡日军的海陆空联合进攻，终究人员锐减、弹药耗尽，使日军得以占领主阵地。

翻开当年的各大报刊，无一不是战局的惨烈、灾民的悲怆，每一页每一篇都透着血雨腥风的沉重。在敌军的密集火力肆虐下，5月12日厦门失守。《福建民报》报道：

我军已于昨（12）日下午退出厦门市区，退出时已对厦门岛采取严密封锁姿态。又讯：厦门难民群集鼓浪屿，当局拟予救济云。①

---

① 厦门失守 [N]. 福建民报，1938-05-13.

入侵市区后的敌军，大肆屠杀市民，"厦门市民被屠杀者在六七千人"。大批的市民前往鼓浪屿避难，然而，即使是无辜的、手无寸铁的妇孺，日军同样对他们进行了疯狂屠杀。五月的鹭江波涛滚滚，目睹着这一幕幕人间惨剧，多家报纸痛心疾首地慨叹"厦门已成魔鬼世界，人间炼狱"。1938 年 5 月 15 日的《大公报》报道：

逃难妇孺向鼓浪屿避匿，甫行半途，多被敌开机枪扫射入水。断臂折足，血洒鹭江。掠夺抢劫，更无时不有，厦市陷入大混乱中。漳州、漳浦、同安、泉州昨（14 日）均遭敌机轰炸。[1]

哀鸿遍野的厦门，处处断壁残垣。倾注了陈嘉庚、林文庆等一代侨领无数心血的厦门大学，在敌人的猛烈炮火攻击下，也受到不少破坏。厦门几乎所有的医疗机构均被日军吞没，仅剩下几个日军及日伪医疗机构：厦门免费医疗诊所、马拉尼亚防遏所、伪社会福利局办的四个诊所、厦门博济院、厦门博爱医院。

随着鹭岛的沦陷，刚刚起步、力求"天下为公"的厦门中山医院亦在沦陷中被湮灭。1938 年 5 月，厦门中山医院沦落敌手，被日本人占据为"日本海军医院"，成为中山医院历史上不容遗忘的殇痛。沉痛悲愤之下，厦门中山医院满腔报国赤诚的绝大部分医者愤然出走，决不为敌军所用，投身到波澜壮阔的抗日救亡大潮之中，汇聚成保家卫国的燎原星火。

---

[1]　闽海敌持进犯，福州以东沿海岸激战 [N]. 大公报，1938-05-15.

第二节 精诚 | 不息的中山星火

人间正道如磐，精神永不泯灭。尽管厦门陷落于敌手，厦门中山医院坚韧博爱的精神却未曾因为沦陷而停止绵延。厦门中山医院的家国精神是根植于骨髓的。此时的中山儿女，虽已失去护佑一方苍生的医院，却以更为赤诚的热情投身到枪林弹雨的战场，延续着不息的中山荣光。有报道记录——

查中山医院，系厦市民众及华侨公有，为热心人士苦心孤诣，艰难缔造。战时厦岛告急，该院医师、护士犹在禾山枪林弹雨中救治伤兵，致临危无法撤退，仪器、药品物资均陷敌手，损失惨重。①

陈嘉庚与林文庆这两位创院侨领，彼时已是鬓发苍苍的老者，在家国危难的疾风骤雨之中却再次奔走其中、振臂高呼，其信念之坚毅、初心之赤诚，可谓惊天地泣鬼神。

山河动荡，生灵涂炭，祖国的殇痛牵动着南洋华侨的心绪！1937 年 8 月 15 日，目睹着祖国惊变、厦门沦陷，陈嘉庚在新加坡召开侨民大会倡议组织"新加坡华侨筹赈祖国难民总会"，呼吁华侨为祖国抗战而筹款。1938 年 10 月"南洋华侨筹赈祖国难民总会"（简称"南侨总会"）正式宣告成立，陈嘉庚当选为主席，"不言而喻地成为南洋八百万华侨的代言人"。② 对于南侨总会所要承担的

---

① 中山医院设备，海军拟予接收 [N]. 中央日报，1948-07-28.

② 朱水涌. 陈嘉庚传 [M]. 厦门：厦门大学出版社，2021：227.

使命，陈嘉庚有着清醒而深刻的认知，他在大会上致辞"因为世界上任何事业，若有组织，能合作，当然有益无损，若无组织，不能合作，则散沙之弊，实所难免"①。他沉痛而激昂地号召华侨，"悲观失望，见义不为，有钱不出钱，有力不出力，是对祖国大不忠"。对于他魂牵梦萦的家乡福建所遭遇的一切，陈嘉庚更是给予不一般的情怀，他指出："抗战重要在出钱出力，我闽省出兵力不及他省，我闽侨应多出钱，以补省内出力之不足。"②

作为厦门大学的校长与厦门中山医院的创始人，1937年厦大改为国立后，林文庆带领家人返回了他的出生地——新加坡。相比陈嘉庚浓墨重彩的抗日救援，年近古稀的林文庆在抗日中延续了其自身一贯的低调作风。伴随着日军日渐猖獗的侵略，林文庆借助自身的影响力在新加坡的各种社会活动中揭露日军暴行，呼吁华侨要同仇敌忾，为国之危难慷慨解囊。

对于抗战的前途，他坚信"今日中国虽处于动乱之中，然而中华民族复兴前途，实具有大可乐观之希望"③。为了给祖国筹赈，他慷慨激昂地号召华侨："纵不踏上火线也应从大处着想，下最大牺牲的决心，出到最后一文钱，尽到最后一分力，把数千万的华侨精神统一起来，整个的华侨的力量发挥起来，把各自行动的救国团体联系而调整起来，在居留政府法律许可的范围内设一最高的救亡机构，计划一完整而有效之策略。"④

当陈嘉庚领导的南侨总会大规模开展筹款活动时，自厦大回新加坡的林文庆也迫不及待地成立了新加坡海峡华人中国筹赈会，他

---

① 陈嘉庚.南侨回忆录[M].北京：中国华侨出版社，2014：61.

② 陈碧笙，陈毅明.陈嘉庚年谱[M].福州：福建人民出版社，1986：90.

③ 严宝春.林文庆传[M].厦门：厦门大学出版社，2021：288.

④ 许云樵.林文庆在"七七周年纪念星华侨民大会"上的演讲[M]//新马华人抗日史料.新加坡：新加坡文史出版社私人有限公司，1984.

亲任主席，配合和响应陈嘉庚的南洋筹赈行动。为唤起峇峇和娘惹们对中国事务的关心，林文庆组织筹赈会的会员们在一座名为"繁华世界"的综合娱乐城中以马来语表演戏剧，以此种方式为中国抗战筹措到了一笔甚为可观的抗战经费。

后来在新加坡的全面沦陷中，林文庆迫于日军以一众华侨的性命威逼，而不得已担任所谓的"华侨协会"主席，以此形式让华侨免遭继续屠杀。尽管这成为林文庆晚年生活中一副沉重的枷锁，然而他为国为民的赤诚之心依旧至诚至善、高贵无双。

黑暗的沦陷时期，两千五百多个满目疮痍的日夜，信念不息的华侨先锋，斗志未曾磨灭的中山儿女，以各自不同的奋斗姿态，化成燎原星火，在时代的舞台上奉献着、信仰着、期待着终而追逐到了伟大绚烂的胜利曙光。

第三节 复办 | 续写中山荣光

中国人民在执着的坚守与不屈不挠的抗战中迎来了胜利，厦门中山医院也迎来了续写荣光的复办时刻——

1945 年 8 月 15 日，日本裕仁天皇宣布接受《波茨坦公告》，宣布日本无条件投降，中国人民之于抗战胜利坚如磐石的信仰终于得以实现。8 月 29 日，侵厦日军在漳州龙海石码向中国政府投降。9 月 28 日，受降仪式在厦门鼓浪屿鹿礁路 2 号正式举行，中国军队将领李世甲、刘德浦，正式接受侵厦日军司令、海军中将原田清一的投降请求。这也是当年抗战胜利后，厦门最高级别的受降典礼。有报道记载了这一激动人心的历史性事件——

1945 年 9 月 28 日，海军在鼓浪屿海滨饭店（现鹿礁路 2 号）

举行受降仪式。参加仪式的有：国民党海军第二舰队司令兼接收厦门海军专员李世甲少将、厦门要港司令刘德浦少将、参谋长郑沅上校及副官等人，李择一（福建省政府顾问）任翻译。日方的驻厦海军司令原田清一中将及参谋长等5人，向中方海军献上请降书。原田低声下气，状极狼狈。这是厦门地区最高将领参加的接收日军役降仪式。[①]

自1938年5月10日日军从五通码头进犯，鹭岛已沦陷7年有余。厦门地方史专家洪卜仁先生曾沉痛感慨，厦门是抗战时期被日军占领时期最长，也是受害最深的城市之一。数载战乱蹂躏，昔日的繁盛商埠此时已然满目疮痍、百业困顿。与日军投降仪式同步推进的，是对金门和厦门的政权接收。1945年9月30日的《前线日报》以《闽省府订定厦门、金门善后计划》为题报道，对于这两地的接收，福建省政府早在9月上旬已有"善后计划"——

厦门、金门敌人投降之日，市长县长应即随军进入辖境内（厦门市之管辖区域，依照《修正厦门市政府机构规程》之规定），成立市（县）政府，抚慰人民，维持秩序，办理善后事宜。并即编组保甲，指定保甲长，一面在厦门市分区成立区公所。金门县暂分为东、西、南、北四乡及城区镇，成立临时乡（镇）公所，三个月后再予整编，或即斟酌过去联保区域及现行法令，正式成立乡镇公所。此项编组工作，应于一个月内完成。[②]

① 许国仁. 国民政府接收厦门的经过[M]//洪卜仁. 抗战时期的厦门. 厦门：鹭江出版社，1995：168.

② 闽省府订定厦门、金门善后计划[N]. 前线日报，1945-09-30.

第二章 在战火中洗礼（1938—1949年）

万事俱备之时，海军方面却提出了不同意见，坚持两地接管要以海军为主。协商之下，海军应允"接收范围，仅限原海军厦门要港司令部、海军厦门要塞、海军飞机场、海军厦门造船所、海军医院和海军电台等几个机构，其余地方行政单位、金融机构、海关、税务、司法、邮电等等，我海军均不过问，请省方自行派员接收"。1945 年 9 月 27 日，海军如期进行接收，对日军兵舰的接收，也在同步进行中。饱受战乱之苦的市民，总算能够一展欢颜。1945 年 9 月 30 日的《东南日报》以《金厦潮汕，我方接收情况极为顺利》报道了这一盛况：

我海军第二舰队司令李世甲、厦门要港司令刘德浦 27 日晨率要港司令部官兵及布雷队百余人，分乘汽轮两艘，出漳驰厦。记者随轮同行，12 时抵厦鼓海港。……下午 2 时半，驶经厦门第五码头，市民拥奔海岸，争睹国军丰采。鞭炮与欢呼之声相继大作。①

由于沦陷时期，厦门中山医院被日本人占据为"日本海军医院"，战后的厦门中山医院按照规定范围被海军部门所接收，变成当时海军的第二诊所。

抗战胜利后，厦门医疗领域的行政机构重新设立，《厦门市卫生志（专业志）》记载："1945 年 11 月，设立厦门卫生局。柯恺任局长。卫生局设在民国路（今新华路）博爱医院。"②

显然，对刚刚组建的厦门卫生局来说，战后的医疗恢复工作压力重重。仅是因为战争导致的各医院院址问题就枝节横生、错综复

---

① 金厦潮汕，我方接收情况极为顺利 [N]. 东南日报，1945-09-30.
② 厦门市卫生志编纂委员会. 厦门市卫生志（专业志）[M]. 厦门：厦门大学出版社，1997：1.

杂。比如，原海军医院旧址位于民国路，沦陷期被日军占据为博爱医院。光复后博爱医院被厦门市立医院接收，改为省立厦门医院。百废待兴的战后，"各医院住非其所，复员深感不便"。

在这种背景下，刚组建的厦门卫生局千头万绪，卫生局去找海军要回中山医院院址、实现复办，时间难以确定。为了尽快使厦门中山医院重现荣光，1946 年，厦门中山医院董事会推选谢镜波、吴金声、胡资周为代表，"联袂造访巡防处，商请拨让院址"。董事会代表的沟通是顺利的。1946 年 2 月 4 日的《江声报》以《中山医院将正式开幕》报道："当经康处长答应即日将第二诊疗所迁回原址，该虎头山脚楼屋即交还中山医院应用。至前所接收中山医院仪器、家私等，已由本市各机关首长证明无误，待海军总部指令到达，即可移交。"[①]

然而，由于省立医院、海军医院、中山医院旧址的问题，海军医院一时无法搬还，只能暂时先归还中山医院左边半座。为了缓解战后全城紧张的医疗局势，厦门中山医院决定于 1947 年 2 月 1 日复业，以一半的规模先开门诊部及妇产部。"对于往诊贫寒病人所收治疗、药品等费，减收半价，以示优待云。"[②]

1947 年 3 月 3 日，停办七载的厦门中山医院正式复办，珠还合浦、历劫重光，焕发出全新的发展气象。在 20 世纪 40 年代，复办后的中山医院从国内外聘请各领域专家充实医疗团队，提升医疗服务质量。同时还专门开设高级护士学校以培养专业护士。1947 年 10 月 25 日的《中央日报》报道：

本市中山医院董事会近分向国内外延聘各科专门医师，现到院

---

① 中山医院将正式开幕 [N]. 江声报，1946-02-04.

② 中山医院局部复员 [N]. 江声报，1947-03-03.

者有医师叶保罗、李伊士，女医师吴淑纯，助产士林春晖、杨淑真。其他应聘各科医师及各项技术人员，即将略（陆）续到达，并已聘用正式护士多人。闻产科部已开始接收产妇，同时再筹办附近高级护士学校，现正积极进行，月后当可开学。闻投考以高中程度为合格，如执有毕业证书者，得免考入学。[①]

（作者注：此《中央日报》为厦门《中央日报》，是福建《中央日报》漳州版改版而来。福建《中央日报》1941年4月在福建永安创刊，其前身是1934年3月1日改属国民党中央的《福建民报》。其漳州分版于1945年9月27日复刊，10月迁厦门，为厦门《中央日报》，名义上仍属该报分社。1949年10月16日中国人民解放军解放厦门后停刊。）

对于战争中失落的设备，董事会人员则继续与接收的海军进行交涉，"务使物归原主"。1948年6月13日的《中央日报》以《中山医院原存仪器并非敌产，呈请发还》为题报道：

本市中山医院昨函市参会，以该院创于民国十七年，厦门地方人士暨海外华侨为纪念国父勋劳与促进地方慈善卫生事业，捐资所建。耗费达战前数十万元，费时四年始告完成，设备极臻完善，为闽省最大国人自创自办之地方慈善医院。惟于厦岛沦陷时，举院精华悉为敌人占据为敌海军医院。胜利后，我海军前来接收，遂成为海军医院，后改为海军第二诊所。时本院战前董事返厦，经交涉收回该院，讵最近海军当局欲令厦门巡防处，将该院残余仪器、家私物品编号，误将家私等物认为敌遗留物资。恳请转国防部暨海军总

---

① 中山医院董事会向国内外延聘各科专门医师[N].中央日报，1947-10-25.

司令部，饬属发还该院原有残存仪器等云。①

正值厦门中山医院的复办有条不紊地推进之时，劫后余生的厦门遭到了一波又一波的传染病冲击，鼠疫、天花、霍乱、白喉等来势汹汹，简直让乱世穷途的厦门当局应接不暇。究其诱发原因，主要有二：一是连绵战争带来的恶劣卫生环境，二是战后交通次第恢复后，川流不息的人群让地处通商巨埠的厦门无形中加速了病毒的传播。严重的疫情形势下，当时各大报纸的标题简直令人惊骇——

1946 年 7 月 29 日《星光日报》：《厦港鼠虎疫交迫，连日来死亡接踵》

1946 年 8 月 9 日《中央日报》：《鼓中华路发现虎疫》

1946 年 8 月 11 日《江声报》：《本市染患霍乱，发现者 17 人》

1948 年 1 月 12 日《星光日报》：《禾山发现脑膜炎染疫病毙者五人》

鼠疫于 1946 年在厦市开始蔓延。那个时候厦门中山医院尚未正式开诊，便已投入当年的抗疫大潮之中。翻阅昔日报道，处处可见厦门中山医院参与其中的记载，吴金声、章茂林在战后厦门医疗体系的重建中，更是发挥着不可忽视的作用。在当年厦市的市防疫首次会议上，吴金声便作为防疫委员之一出席，讨论关于大疫当前厦门的防疫经费、医药、设备等诸多问题。对此，1946 年 3 月 4 日的《江声报》有明确记载——

本市前日发现鼠疫，当局以市区环境卫生尚未改善，而梅雨将

---

① 中山医院原存仪器并非敌产，呈请发还[N]. 中央日报，1948-06-13.

近，倘不及早防治，任其传播，前途不堪设想。特邀各界人士合组防疫委会，并电省催发防疫经费，以便策划防疫工作……而市防疫委会，于昨午5时，在市府举行首次会议，出席者沈觐康、吴金声、谢联奎、陈烈甫等九人，主席吴春熙等，对于本市防疫经费、医药、设备等等，均有决定。①

当年4月，厦门市政府决定多管齐下，加大力度组织防疫工作。在鼓浪屿再次召开紧急防疫会议，卫生局长到场督导，章茂林也参加了此次会议。大会决定在厦市范围内进行鼠疫预防注射，并决定筹备隔离医院。"由出席各医师担任委员，并由会聘周席丰、吴金声两医师为委员，公推章茂林为主任委员。"② 七拼八凑，借设备、筹经费，这座筹备于大疫当前的隔离医院居然进展飞速，于4月23日成立，章茂林被公推为院长，专门负责收治厦市传染病患者。

鼠疫的传播蔓延凶险之至，厦门卫生局甚至因为防疫措施失当被问责，并进行大规模的人事更动，根据《厦门市卫生志（专业志）》记载，抗战胜利后，1945年11月，厦门先是设立卫生局，但是"一年后，撤局为科，蔡鸿恩为厦门卫生科科长"③。可见当时疫情局势之紧张，任务之艰巨。

鼠疫带来的致死率亦是居高不下，接踵而至的是霍乱，据卫生部门报告，从1946年1月起至8月底，厦市患鼠疫为208例，患霍乱为44例。由于疫情带来的居高不下的发病率和死亡率，当年9月厦门市政府邀请驻香港的英国海军来厦施行空中消毒，消毒的范

---

① 本市发现鼠疫[N]. 江声报，1946-03-04.

② 鼓屿会议防疫筹设隔离病院，设置八个注射站，将普遍免费注射[N]. 江声报，1946-04-02.

③ 厦门市卫生志编纂委员会. 厦门市卫生志（专业志）[M]. 厦门：厦门大学出版社，1997：1.

围包括厦、鼓、禾三地 [①]，若药量充足还将向集美施放。由于当时台风导致的延误，空中消毒工作至 10 月 3 日方告竣，不过消毒效果不佳。

而此后天花、霍乱、脑膜炎持续困扰着厦门，我们也均可从中寻迹到厦门中山医院的"战疫"身影。1948 年 4 月 9 日《星光日报》这样报道：

脑膜炎时疫袭入市区来了，患者已日有所闻。人力车公会书记郭焕文于 6 日下午染患是项恶症，7 日送省立医院，转入中山医院受诊。[②]

1948 年 4 月 22 日有《立人日报》报道：

入春以来脑脊炎、脑膜炎症，散在发生厦市各角落……日前，有同安人林李，女性，年 18 岁……经延医误认为出疹（厦称出癖），治疗无效，当由其亲戚送中山医院诊治。[③]

总之，历经残酷的战争，加之战后来势汹汹的大疫，厦门的战后修复工作极为艰苦而坎坷。仅是战后的伤兵及流亡人员的收容诊

---

① 抗日战争胜利后，于 1945 年 10 月 4 日重建厦门市政府。厦门市政府辖境分为 5 个行政区，即厦西区、厦南区、厦港区、禾山区和鼓浪屿区。1946 年 4 月 25 日，厦门市政府奉令调整各级行政机构。6 月 1 日，并厦西、厦南两区为中心区。这里提及的"厦、鼓、禾三地"，就是现在的思明、湖里两区。

② 厦检疫所宣布发现疫病地区——旅客应施防疫注射 [N]. 星光日报，1948-04-09.

③ 天花袭市　闻中山医院收治三患者 [N]. 立人日报，1948-04-22.

治问题，对厦门战后刚刚组建的医疗系统就是极大的考验。而厦门中山医院的发展自始至终与厦门的历史进程相伴随，作为厦门医疗界的中流砥柱，未曾缺席每一关键建设期。

1948 年，经过全体中山人孜孜不倦的筹备与努力，厦门中山医院"各科室充实设备已较战前完善"。

当时的报道记载也验证了厦门中山医院规模日臻完善的事实。在科室设置、人员配备方面，厦门中山医院也具备了相当超前的理念，引入大批博士医师。

《星光日报》曾记载道：

该院今年度工作计划经日前院务会议决定，扩充为内科、外科、小儿科、五官科、妇产科、结核科、皮肤花柳科及 X 光科，以应地方需要，各科有专家负责。结核科附设疗养室，并添置人工气胸仪器，及日光浴设备。外科主治医师，已聘杨贻道博士，兼外科医师，聘由陈希顺博士担任。至该院医务主任，已请叶全泰博士担任。院长一席，仍由西医公会理事长吴金声博士负责主持云。①

厦门中山医院之兴起离不开众多华侨的担当，而战后复办与发展中的厦门中山医院取得的成绩同样离不开爱心华侨的支持与馈赠。

菲律宾华侨杨启泰费尽周折，由美国纽约经由香港，再由贵阳轮辗转为厦门中山医院捐赠了一台 X 光机；同时又有华侨捐赠了一台电气消毒炉。有了先进设备的加持，秉承慈善、博爱精神的厦门中山医院仍然坚持"取费低廉，对文化人及公教人员，犹有优

---

① 中山医院举办全市学生体检——利用X光机透视身体 以作肺病百分比统计 [N]. 星光日报，1949-07-18.

待"。为了进一步探究预防肺病、造福国民，厦门中山医院还将 X 光机用于全市中小学生的体检中，统计当时较为严重的肺病患者百分率。

在科学医疗理念闭塞的当时，厦门中山医院率先扛起了国民科普的大旗，向国民灌输先进的医学理念，宣传优生优育与医学伦理，纠正堕胎等不道德观念。

历经战火的洗礼，伴随鹭岛历劫重生，1938—1949 年，坎坷坚韧的厦门中山医院再次完成了一场艰辛而伟大的华丽转身！七载沦陷，湮没的史料也许让我们无法拨开岁月的烟云，一一感受每位中山儿女鲜活生动的奋斗风姿；但正如我们前言所提，这是厦门中山医院、厦门中山儿女作为"民族生命"的整体而求存、斗争、奋进的时代，史料中的寥寥数语记载足以让我们感受到先行者精神的不朽。战火中全体中山儿女勇往直前之家国深情，林文庆先生远在他国之全力相助，吴金声、章茂林于战后投身重建厦市医疗体系之博爱无畏，无一不是历代厦门中山人厚重精神的写照。伴随着呼啸而行的岁月，厦门中山医院即将沐浴着新中国的簇新曙光，书写人民医院的历史新篇章！

第三章　打开人民医院的历史篇章
（1949—1980 年）

第一节　新生｜接管、更名、建科

1949 年的中国大地迎来了新生的曙光！随着天安门城楼上一声振聋发聩的庄严宣告，中华人民共和国成立了。这并不只是一个政权代替了另一个政权，一种政治力量代替了另一种政治力量，而是开辟了中国历史的新纪元。在中国人民政治协商会议开幕式上，毛泽东饱含深情地说道：

诸位代表先生们，我们有一个共同的感觉，这就是我们的工作将写在人类的历史上，它将表明：占人类总数四分之一的中国人从此站立起来了。[1]

这是历经屈辱与苦难后的深情，也许只有走过这个时代的人们才能真切共鸣这种情怀，中国的前途与命运自此发生了划时代的变化，"集中起来就是：实现了民族独立、人民解放和国家统一"。[2]

---

① 金冲及. 二十世纪中国史纲[M]. 北京：生活·读书·新知三联书店，2014：815.

② 金冲及. 二十世纪中国史纲[M]. 北京：生活·读书·新知三联书店，2014：816.

孙中山先生自甲午中日战争后"振兴中华"的心愿，在这一年得到荡气回肠的回应。此时的厦门中山医院，将伴随中国大地焕然一新的生动气象，开启人民医院发展的历史新篇。诚然，这段全新的征程并非一条完美的直线，而终究在跌宕起伏中，携带着奔流不息的热情汇入时代的激昂洪流中去。

当我们将目光再次投向这座刚刚走出战火的小城厦门时，会捕捉到那呼之欲出的新生气息。但厦门处于在海防前沿阵地，其全面的政权接管工作显然是摆在全党面前的一个崭新而繁复的课题：涤荡旧社会留下的污泥浊水，进行大的社会改革，具体又包括方方面面。反动势力在军事上的负隅顽抗，在经济上的疯狂破坏与掠夺，政治上尖锐而复杂的斗争形势，加之需要广泛发动与组织的人民群众，无疑不在考验着这个年轻的人民政权组织。此时的中共中央在总结了东北、华北的经验教训后，对江南城市的接管明确提出接管工作要遵循"各按系统，自上而下，原封不动，先接后分"的原则，[①] 以便于完整接收后从而迅速地投入到生产和生活秩序中。厦门军管会以及市委、市政府领导班子结合厦门的实际情况，又总结出了"坚决遵守中央指示，各按系统，原封不动，自上而下，先接后分，坚持立场，逐渐改造的原则，并采取稳步前进的方针"[②] 。一切接管工作在军管会的领导下有条不紊地展开，这一特定的管理模式，显然深深烙印着新中国成立初期极具特色的管理模式印迹。

1949 年 10 月 17 日，厦门正式解放，战争的硝烟尚未消弥，来自五湖四海的南下接管大队（代号："苏南大队"）浩浩荡荡地奔赴

① 中共厦门市委党史研究室.中国共产党厦门历史（1949—1978）[M].北京：中共党史出版社，2013：3.

② 中共厦门市委党史研究室.鹭岛新生——厦门城市接管与社会改造[M].北京：中共文献出版社，1997：236.

厦门，开始在这片土地上挥洒青春与热血。这是一个令人耳目一新的世界！充满活力的新生人民政权，如雨后春笋般破土而出的各类社会群体，在满目疮痍的厦门热土上，初升红日一般喷薄着生机勃勃的崭新图景。

历经长期的苦难，新中国的美好发展前景显然已超出了人民可以想象的范畴，但眼前厦门医疗领域面临这样的困境是目之可及：饱受战火的摧残，从国民党政府接手过来的卫生事业严格说来就是一副空壳！整个厦门卫生系统只有一所空空荡荡的公立医院，以及80个病房、3个卫生所。一面是当时人民群众迫切的医疗健康需求，一面是战后百废待兴的医疗全面恢复工作，接管人员的工作不仅举步维艰，而且迫在眉睫。当务之急，自然是行政机构的上马组建。1949年10月，厦门军委会下设卫生处，黄开云任处长，李中山任军代表。卫生处下设三大接管组：

第一组，组长张鸿源，接管中央属卫生机构的东南防疫办事处、厦门海港检疫所；第二组，组长商铭，接管省立厦门医院；第三组，组长黄应培，接管市属卫生机构、市卫生局、区卫生所等。1949年12月，在市人民政府辖下成立市卫生局，第一任局长由黄开云兼任。1950年，市卫生局下设医政股、防疫卫生股、秘书室。①

自此，厦门卫生系统搭建起上下贯通、有条不紊的卫生行政机构，引领着厦门卫生医疗事业昂首阔步走出战后的废墟，搭建起早期的发展规模，进而"中西医疗和预防医学的水平和质量都取得了

① 厦门市卫生志编纂委员会.厦门市卫生志（专业志）[M].厦门：厦门大学出版社，1997：1.

辉煌的成就"。拥抱着新生的曙光，一批医院的接管工作被迫提上议程。《厦门市志》记载着这一接管史实——

中华人民共和国成立后，各级人民政府先后接管厦门救世医院、若瑟医院、博爱医院、厦门中山医院、厦门鼓浪屿医院等，并建立各县市（区）中西医联合诊所、街道卫生院或防保院。将私立医院合并为公立医院，建立市、县（区）综合医院、专科医院、卫生院等。[1]

便是在这样的时代背景下，1950 年 4 月 17 日，刚刚在战火后复办的厦门中山医院，再度迎来了时代的转折，在军管会的安排下，厦门市人民政府正式代管中山医院，并迅速任命了中山医院领导班子：林荣年担任新中国成立后厦门中山医院首任院长，黄亚辉为副院长。1951 年 12 月 1 日，厦门中山医院由厦门市人民政府正式接管后改名为"厦门市立中山医院"。这不仅仅是一次简单的更名，更是厦门中山医院一次新的升格，厦门中山医院自此成为市级全民所有制医院。

20 世纪五六十年代，走出战争阴霾的厦门医学界俨然从岩缝中冒头、瞬间捕捉到阳光的植物，在阳光雨露的滋养下，开始了快速成长。《厦门市志》这样描述："50 年代，各级医院诊疗科室逐渐完善，技术水平逐渐提高。市第一医院开展骨科、心胸外科的普通手术。60 年代，开展脑外科、泌尿外科手术。"[2]

---

[1] 厦门市地方志编纂委员会. 厦门市志：第五册[M]. 北京：方志出版社，2004：3233.

[2] 厦门市地方志编纂委员会. 厦门市志：第五册[M]. 北京：方志出版社，2004：3284.

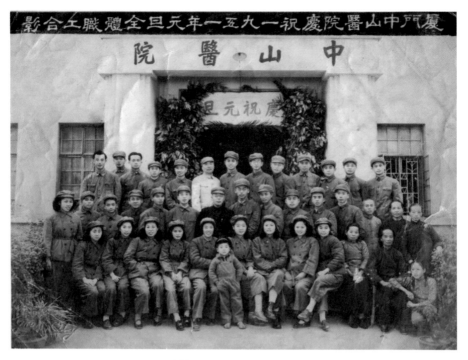

全体职工1951年元旦合影

伴随着社会主义时期医疗卫生事业的蓬勃发展，汇入全新血液的厦门中山医院，澎湃着新生的强劲动力。翻开《厦门市卫生志（专业志）》中记载的数字，我们可以真切感受到厦门中山医院当年的快速发展：

在厦门市政府正式接手代管时，厦门中山医院住院病人仅为3人；代管前日均门诊量仅20至30人，全年门诊1280人次，住院30人次；而政府代管之后的厦门中山医院门诊、住院数量以2.6至2.8倍的数据增长着。①

---

① 厦门市卫生志编纂委员会.厦门市卫生志（专业志）[M].厦门：厦门大学出版社，1997：263.

在战火中诞生的厦门中山医院，似乎有着格外厚重的生命力和更具延展性的适应力，经过短暂的战后恢复期，厦门中山医院便建设了一批当时独具特色的医学专科，培养了一批远近闻名的医学人才，在20世纪50年代厦门的医学重建史中书写着熠熠生辉的中山篇章。在鹭岛屡次大疫中淬炼出的传染科、为抵抗麻风病应势而生的麻风病门诊、以超前医疗思维守护着儿童健康的小儿科……无一不在战后的复原期，争先恐后地绽放着，诠释着厦门中山医院绵延不绝的精诚与坚韧。

传染病科是厦门中山医院建科较早、独具特色的科室。

厦门地处五口通商重地，向来是各类传染病容易肆虐的地方。从1932年的厦门霍乱大流行，到抗战胜利后厦门的传染病持续高发期，厦门的抗疫战场上处处镌刻着厦门中山人的坚实步履。据《厦门市卫生志（专业志）》记载："1950年，厦门市白喉大流行，市卫生局确定中山儿科专门负责收容、医治。此后凡遇流脑、乙脑、白喉等病发生或流行，概由中山医院儿科专门收治。"[①] 短短一句话，我们可从中品读出当时卫生主管部门对厦门中山医院的信任，也代表了厦门中山医院在传染病领域的话语权。

也许正是源于那一场场特殊的医疗战场上的淬炼，厦门中山医院由此锻造出了一个强大的传染病科室。1958年10月，厦门中山医院成立传染科，实际开放病床数量为60张，初建科时的人员规模也蔚为可观，全科员工19人，其中有专业医师5人，科室主任由中山医院副主任医师高墀岩担任，搭建起了厦门中山医院坚实的传染科班底，从此专门收治厦门各种法定传染病患者，也肩负起厦

---

① 厦门市卫生志编纂委员会.厦门市卫生志（专业志）[M].厦门：厦门大学出版社，1997：68.

门传染病救治的重任。世事沧桑，作为中山医院重要科室，历经"文革"，传染科后来划归到市中医医院。（据《厦门市卫生志（专业志）》记载：1975 年，市中医医院复办，在原中山医院院址设立市中医医院，传染病科寄设在中医医院内，继续收治各种法定传染病患者。^①）但厦门中山医院在鹭岛传染病漫长的抗争史中，终究留下了极具分量的奋斗华章。

1952 年，厦门中山医院开设皮肤科。由时任院长林荣年亲任皮肤科主任，为市民开展常见的皮肤病治疗。到 1954 年，由陈玉麟担任科室主任。他除了门诊外，还"承担厦门卫生学校的教学和临床实习任务，同时积极地开展中西医结合治疗皮肤病的临床研究"^②。专注于皮肤科的研究，陈玉麟还撰写了《紫云拔毒膏治疗化脓性皮肤病》等 10 余篇论文，论文以其专业贡献还获得了省卫生厅奖励。

提到中山医院的皮肤科，皮肤科麻风病门诊也是不得不提的。1953 年 8 月，厦门中山医院麻风病门诊部应时而生，同年门诊部开诊。

追根溯源，肆虐横行的麻风病曾是长期笼罩鹭岛的恐怖阴影。厦门人同麻风病斗争的历史相当漫长，最早的麻风病发病案例要追溯到 1904 年，首发案例出现在郊区灌口乡陈井村。在医疗条件落后的当时，面对瘟神一般存在的麻风病，厦门并没有专门的麻风病收治医院。到 1927 年，厦门青年会为挽救麻风病人，组织成立了"中华麻风救济会厦门分会"，并聘请了章永顺、吴金声、陈希佐、王福星等一批德才兼备的医者出任名誉医师，兴建诊所，为苦难的

---

① 厦门市卫生志编纂委员会. 厦门市卫生志（专业志）[M]. 厦门：厦门大学出版社，1997：68.

② 厦门市地方志编纂委员会. 厦门市志：第五册[M]. 北京：方志出版社，2004：3298.

麻风病人"施送注射医药"。

到 1930 年，官民合力在禾山凤屿成立了麻风病医院，然而这座医院的实际功能只是麻风病患者的隔离区，治疗的设施非常简陋，既没法从根本上挽救饱受麻风病之苦的患者，更谈不上抵抗这恐怖的疾病。

根据史料记载，1938 年，郊区禾山乡已经沦为麻风病泛滥重灾区。走过兵荒马乱的战时岁月，新中国成立后的人民政府对厦门麻风病现状给予了切实的关心和重视，开始着手建立专业的麻风病防治机构。便是于这样的时代背景下，厦门中山医院开设皮肤科后，麻风门诊部随后开诊，由周崇良医生和郑培华护士承担诊疗和护理工作，从此厦门也有了正规治疗麻风病的医院。

麻风病的全民预防和治疗过程是漫长而艰辛的。自麻风病门诊开诊以来，厦门中山医院多次配合当局进行麻风病的全民普查和线索调查，复查原有麻风病人，建立患者病历卡，定期对患者家属进行随访和体检。直至 1958 年同安麻风病康复村成立，厦门中山医院麻风病门诊部方才完成其历史使命，门诊部自此取消。短短五年时间，厦门中山医院麻风病门诊收治患者人数高达 1767 人次，麻风病门诊的医护人员也成为 20 世纪 50 年代守护麻风病人的温暖力量。

如果将时间线再次向后延展，我们将会看到，在 20 世纪 70 年代的"文革"中，厦门中山医院皮肤科被并入了厦门第一医院。当时皮肤科除了日常诊治，其麻风病的防治工作依然延续到了第一医院。随着医疗技术的发展，第一医院皮肤科还设置了真菌室，使厦门的麻风病流行率大大降低。[1] 可以说，厦门中山皮肤科更换了所

① 厦门市地方志编纂委员会. 厦门市志：第五册[M]. 北京：方志出版社，2004：3298.

属医院，使命却依然在延续。

在厦门首批设置小儿科的两家医院中，厦门中山医院便是其中之一。在抗战胜利初期，厦门各医院的小儿科并未独立建科，儿科是由内科来兼治的。"1945—1948年，省立厦门医院、私立厦门中山医院相继设立儿科专门科室"①，其中，厦门中山医院对儿科格外重视，还设置了专业的儿科医师林建保、吴淑纯等。

20世纪50年代，厦门卫生系统开启了一场大刀阔斧打造特色专科医院的风潮。追溯其原因，当然是为了更好地满足新中国成立后人民群众在卫生保健方面的新需求。

时间推至1953年5月，厦门在全市范围内四所公立医院进行了科室大调整，与中山医院有关的调整结果为：中山医院以小儿科为重点，第一医院小儿科、耳鼻喉科并到中山医院；而第一医院则以外科为重点，中山医院外科、妇产科、眼科并到第一医院。② 自此，四所公立医院响应着特色专科发展的号召，巩固夯实着各自的特色科室。

合并后厦门中山医院的小儿科进入突飞猛进的发展期，1956年，厦门中山医院崭新的医学大楼落成，小儿科也扩建增修，儿科病床增至70张。窗明几净的专业化院舍，医术精湛的儿科医疗团队，让当时众多的患者慕名前来，门诊量激增，夏季日门诊量更是多达100～250人次。

随着学科发展的深入，厦门中山医院小儿科的治疗范围不再仅针对儿科常见病、急性传染病的治疗，也关心着儿童的身心健康，

---

① 厦门市卫生志编纂委员会.厦门市卫生志(专业志)[M].厦门：厦门大学出版社，1997：38.

② 厦门市卫生志编纂委员会.厦门市卫生志(专业志)[M].厦门：厦门大学出版社，1997：264.

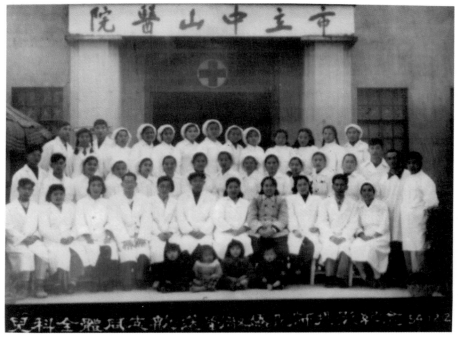

1954年，儿科全体同志合影

早在 20 世纪五六十年代，厦门中山医院就已具备了儿童保健的超前思维，于 1953—1960 年，每年定期为厦门儿童开展保健工作。透过荏苒光阴，我们依稀可见当年厦门中山人奔波的身影，在繁忙的盛夏时节集中力量搞医疗，在淡季则走出医院为厦门市的小学、幼儿园的儿童进行健康体检和生理缺陷矫治，他们将博爱的创院理念化为涓涓细流，以超前的健康思维守护着这座小城的孩子们。

那也是厦门中山医院小儿科在医疗领域不断探索奋进的年代。20 世纪 50 年代末 60 年代初，厦门中山医院创新性地将小儿头皮针输液疗法、小儿骨髓输液疗法和心包穿刺术等应用于诊断和治疗。他们还将中西医诊疗应用到临床中，巧妙地以中药儿茶治疗婴幼儿中毒和消化不良，改善液体疗法及作用机制经探讨后应用于临床，得到各省市的广泛推广；在小儿绿色瘤、厦门流行性乙脑、厦门儿童暴发型菌痢病原学的探讨领域，中山医院均有所建树。

1960年，厦门中山医院荣获卫生部儿童保健集体奖。在自媒体高度发达的今天，医学科普达人层出不穷并不为奇，但早在20世纪60年代，厦门中山医院就有一位科普达人：小儿科医生侯棘如。1960年他被评为科学普及积极分子，并出席了全国第一次职工科学普及积极分子大会，窥一隅而知全貌，厦门中山医院在学科领域的前瞻性可见一斑。

那是一个社会主义卫生医疗事业蓬勃发展的时期，我们回顾厦门中山医院的发展轨迹，也得以采撷到那一时期厦门中山医院与兄弟医院共同奋斗的风采："50年代，厦门市省立医院（作者注：现厦门大学附属第一医院）、第二医院和中山医院内科除采用穿胸术、腹穿术、腰穿术做临床诊断外，还开展组织疗法、溶血疗法、针灸封闭疗法等。厦门第二医院和中山医院能对空洞型肺结核病人开展人工气胸、人工气腹疗法。"[1] 而在外科领域，那同样是一个各大医院争相奋进的年代。

新中国成立后，厦门中山医院焕发出欣欣向荣的生机，它层出不穷的学科成就，交相辉映的学术观点，支撑厦门医学界的诸多专家，不仅为后世厦门中山医院的学科建设奠定了坚实的基础，也对当时的厦门医疗界做出了重大贡献，产生了持久而深远的影响力，成为代代中山人薪火相传的宝贵财富，也成为那一时期厦门中山医院发展史上的鲜活亮色。

1950年6月，朝鲜战场枪声响声，又将给刚刚勃发生机的厦门中山医院带来怎样的历史走向？

---

① 厦门市地方志编纂委员会. 厦门市志：第五册[M]. 北京：方志出版社，2004：3292.

第二节　报国｜到祖国最需要的地方去

【01】抗美援朝｜中山儿女的家国情怀

　　和平的阳光洒在新中国广袤无垠的大地上，厦门中山医院应和着这个时代的沉稳脉搏，步履笃定而稳健地前行着。正当全国上下一心、热火朝天地为恢复国民经济而奋斗之时，1950 年 6 月 25 日，朝鲜战场的枪炮声再次警醒着这个止戈为武、刚刚获得和平的坚韧民族。这一年，以美国为首的"联合国军"越过三八线，陈兵朝鲜境内，公然挑起战争，并不断朝中国边境推进，轰炸了中国丹东，新中国再次敏锐地感受到战火的威胁。这对年轻的执政党来说是一场严峻的考验。新中国不愿意再见到战争，而且中国行将相遇的美国是那样一个世界强国，甚至美方将军麦克阿瑟都断定"没有任何一个中国军事指挥官会冒这样的风险把大量兵力投入已被破坏殆尽的朝鲜半岛"[1]。

　　这是一个艰难的选择。"中国是一百多年来饱受列国压迫和欺凌的国家。以往的悲惨遭遇依然深深地烙在中国人的心头。"[2] 面对朝鲜政府的援助请求，面对美国即将烧到家门口的战火，在反复权衡利弊之后，中共中央毅然决然地做出了"抗美援朝，保家卫国"的伟大决策，中国人民志愿军擐甲执兵、奔赴朝鲜，开启了长达两年零九个月的政治军事较量。

---

　　① 金冲及.二十世纪中国史纲：第三卷[M].生活·读书·新知三联书店，2021：854.

　　② 金冲及.二十世纪中国史纲：第三卷[M].生活·读书·新知三联书店，2021：998.

在这场保家卫国的伟大战役中，厦门中山医院的儿女们响应祖国的号召，奋不顾身地奔赴祖国最需要的前线阵地，在硝烟与战火中留下了中山儿女的奉献足迹，也镌刻出了厦门中山医院在战火中的坚韧姿态。

去报国，到祖国最需要的地方去！

"抗美援朝，保家卫国"的口号响彻全国的每个角落，激荡起各界爱国人士的赤诚热血，一场声势浩大且旷日持久的群众性抗美援朝运动如翻涌的热浪一般，在小城厦门弥漫扩散。1950年7月25日，中国人民反对美国侵略台湾朝鲜运动委员会厦门分会成立。8月3日，厦门全市各界爱国人士以义愤填膺地举办示威大游行活动声援抗美援朝。1951年，厦门处处弥漫着空前高涨的爱国热情，当年2月，为贯彻党中央关于订立爱国公约的重要指示，全市人民群情激昂地参与其中，身体力行地将爱国公约作为行动准则，各行各业以蓄势待发之势积极投身于社会建设之中。

战争是为了达到严肃目的而采取的严肃手段，无法避免、严肃而残酷，是每一场战役的基调。在这场声势浩大的爱国声援运动中，除了在一线冲锋陷阵的战士们，奔赴战场支医的医务工作者同样以距离战场最近的姿态，见证并参与了这场伟大的战役。

硝烟骤起，中国红十字会为履行人道主义职责、挽救前线伤员，开始号召组织医疗队奔赴朝鲜参与救护工作。心怀信仰，不惧生死，这是那一段激情燃烧岁月里爱国青年真实的写照。为响应中国红十字会国际医疗服务队的号召，1953年4月，福建省卫生厅开始招募自愿奔赴朝鲜的医务工作者。消息一出，大批医学青年踊跃报名，当时厦门中山医院有近20人报名。厦门中山医院抗美援朝医疗队成员程碧真老人在回忆这段报名的经历时，依然会感慨万千："那个时候的青年人心中憧憬着奥斯特洛夫斯基的革命情怀，血液里浸染的是保家卫国的理想。"① 她真实经历过那个"民不畏死"的时代。

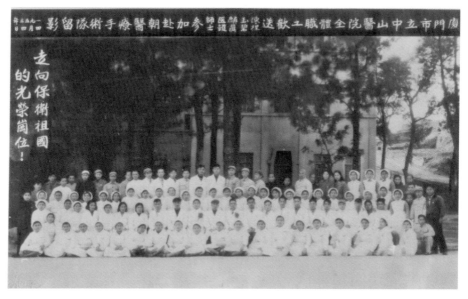

1953年4月，欢送中山医院陈玉麟、程碧真参加抗美援朝手术医疗队

但残酷的战场不光需要热情，高尚的政治觉悟、过硬的技术水平、健康的身体素质也缺一不可。因此医疗队对志愿者的报名审核是十分严格的，经过层层选拔，厦门中山医院外科医生陈玉麟、护士程碧真、内科医生陈守方光荣地加入了赴朝医疗队。当年福建省被选拔参与医疗队的医护工作者共12名，这支医疗队的全称便是"中国人民抗美援朝总会卫生工作委员会国际医疗服务队第22队"。来自厦门中山医院的三位年轻人，就这样承载着厦门中山人的殷切希望，承载着福建医疗界的报国理想，在全院领导同事的欢送与叮咛中，踏上了赴朝的征程。

① 厦门中山医院原护士长、抗美援朝医疗队成员程碧真口述，记录时间：2023年5月。

朝鲜战场的艰苦是难以想象的。物资匮乏、武力悬殊，志愿军战士拼尽血肉之躯坚守阵地。那一年，随医疗队奔赴战场的程碧真刚满 18 岁。回忆起这段战地经历，程碧真老人依旧动容："都是一群孩子啊。"[①] 战场上的小战士、年轻的医护工作者们，无一不是在刚刚绽放的青葱岁月，便在硝烟滚滚的战场中扛起家国重任。

战场上的医疗条件极其艰苦，1953 年手术医疗队入朝以后，正值中朝军队向敌方发动第三次反击战，医疗队抵达后便需要立马奔赴平康郡志愿军 16 军 46 师卫生营抢救伤员。头上的敌军空袭来势汹汹，脚下的密集封锁线暗藏危机，让本来不长的路途铺满凶险。安全起见，搭载医疗队的卡车只能在晚上行进，司机一路警惕地听着志愿军的鸣枪报警，一有风吹草动立马熄掉车灯摸黑继续前行。人生地疏、风雨交加的朝鲜前线，医疗队一路走走停停，费尽周折。敌军炸断了公路，连绵不绝的雨季又引发了山洪，卡车行驶在蜿蜒盘旋的崖畔山路上，天黑路险，连老练的向导都迷了路，导错了方向。更为惊险万分的是，悬崖畔道路狭窄，卡车一不小心车轮一滑，一侧悬空，险些跌落悬崖，大家赶紧齐心协力、连拉带拽把车轮徒手拉到山路上。走走停停、艰难困苦的行程坎坷波折仿若抢渡天堑。原本短短两日的路程，折腾了足足六天，医疗队方才抵达前线卫生营。抵达时已是夜深露重的午夜时分，医疗队成员无一不是汗水混着泥水，滴滴答答往下淌。而抵达目的地当晚，手术医疗队就投入到紧张的救治中，抢救从火线上运送的伤员。

前线手术室设在坑道里，淫雨霏霏的雨季，让简陋的手术室长期沉浸在阴暗潮湿中，也在前去支医的医疗队员心中留下了漫长的、湿漉漉的记忆。为了防雨防潮，手术室内要搭建起雨棚，护士

---

① 厦门中山医院原护士长、抗美援朝医疗队成员程碧真口述，记录时间：2023 年 5 月。

们每天也因此多了一项工作：每晚休息前放掉雨棚顶部的积水。而在前线卫生营抢救病人，通宵达旦、连轴转地做手术是常有的事情。程碧真至今记得那时的场景，她回忆起这段经历都会爽朗地笑出来："大家忙完一天，经常疲惫不堪了。有时会忘记放掉雨棚里的水，结果积水压断绳索，大家瞬间就被浇成落汤鸡，晚上睡觉的地方也没着落了。"[①]

在激烈的战斗进程中，伤员被源源不断地送到手术室。医疗队员们夜以继日地抢救病人，前线用电紧张，晚上做手术只能靠一盏盏昏暗的煤气灯照明，煤气灯的亮度忽明忽暗，这时护士们赶紧拿出手电照明，以保证手术顺利完成。艰苦的环境下，这群年轻的医务工作者，靠着一腔热忱和信仰与死神赛跑，时间最长的一次他们连轴转地做了三天三夜的手术。

医疗物资奇缺也是一个大问题，当时没有一次性的手术敷料，大家只能在手术后将敷料回收消毒再次使用。在前线战地上危险无处不在，就连护士们爬出坑道手术室清洗手术敷料都是一件极具挑战的事情，为了躲开不时呼啸盘旋而过头顶的敌机轰炸，险中生智的护士们便用绿色的蚊帐做伪装，遮盖要清洗的敷料，以躲避危险的空袭。

这段惊心动魄的日子，同样在外科医生陈玉麟的心中留下了难以磨灭的印象。在隆隆不断的激烈炮声中，受伤的战士们一位接一位地被送过来，面对着亟待救治的伤员，陈玉麟几乎是通宵达旦地在做手术，有时一天睡不了一个钟头。当时人手紧缺，几乎每个人都是身兼多职，陈玉麟和其他医生除了做手术，抬伤员也是他们的分内职责。有一次他去抱一位伤员进手术室，就在刚迈进坑道的一

---

① 厦门中山医院原护士长、抗美援朝医疗队成员程碧真口述，记录时间：2023 年 5 月。

瞬间，一颗炮弹猝不及防地在坑道口爆炸，陈玉麟回过神来才发现自己和伤员刚刚与死神擦肩而过。心有余悸的他抚平慌乱的心情，立马投身到紧张的抢救工作中去。而这样惊心动魄的日子，几乎是他们在朝鲜战场上每日的真实写照。

紧张艰苦的日子里，没有伤员送来的时段，便是大家少有的休息时光。而往往这个时候，大家已疲惫不堪，爬进坑道睡觉就是他们唯一的"休闲"方式。每个人的心中似乎都绷着一根弦：争分夺秒地休息好、积蓄好体能，随时准备投身下一场危急的、不分昼夜的手术抢救。

那是一段疲惫、充实、热血与感动交织的峥嵘岁月，信念在苦难面前展现出了惊人的张力。有的战士重伤不愈，已经到了生命垂危、奄奄一息的时刻，却依然颤巍巍地掏出党费，坚持让医护工作者帮他交。滴水成冰的严冬，战士们没有御寒的棉衣，在 −30 ～ −20℃的天气中穿着单衣，饥饿时一口炒面就着一口雪来充饥。无数志愿军战士的流血牺牲，无数爱国人士的赤诚奉献，终于在 1953 年 7 月迎来了抗美援朝的胜利。程碧真回忆着胜利抵达时的那一幕场景，依然历历在目，喜悦像种子一样在浸染着鲜血的战地上蔓延滋长，大家纷纷爬出坑道，热泪盈眶，拥抱欢呼，庆祝这来之不易的胜利！

停战，对医疗队来说却并不意味着伤员救治工作的结束，大批走下战场的伤员亟待救治。此时医疗队返回至第二基地医院，医护人员在不同的岗位上继续着各自的使命。医疗队中的厦门籍队员此时大多被分配在外科医院，外科医生主要负责部队医务工作者的教学工作，护士则主要被分配到病房和手术室负责护理工作。

程碧真就是被分配到病房的护士之一，在陪伴护理病人的日子里，程碧真和同事们曾无数次被战士们的坚强乐观感动着。从前线辗转送来的伤员，其中有一位伤员的膝盖髌骨在战火中被打掉了。

揭开伤口，那场景简直让人不忍直视：一条条蛆虫在这位小战士的膝盖中蠕动着！程碧真惊愕又心疼："我们之前哪见过这样的场景，都要怕死了，但是怕也得处理，时间再久一点，蛆虫就会钻到他的骨髓里了。"[1] 她强忍住情绪用乙醚麻醉了蛆虫，再一点点处理掉。

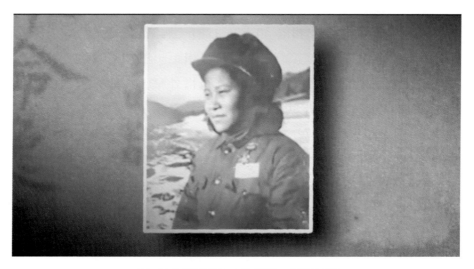

参加抗美援朝的护士程碧真，当时18岁

远离故土，十几岁的小战士们常常会因想家而情绪低落，每每这时，程碧真和护士们总会给小战士们唱歌、讲故事，陪他们聊天，替他们写信、读报，给予他们亲人般的温暖慰藉。"其实我们自己也还是孩子，但那时总想着像大姐姐一样，去安慰他们。"程碧真说。

在医疗队员的记忆中，朝鲜的冬天漫长得似乎无边无际。白雪皑皑，千里冰封，洗过的床单晾出来一会儿就变成硬邦邦的冰块。除了救治病人，上山砍柴、烧炕取暖也成为医疗队人员要承担的一

---

① 厦门中山医院原护士长、抗美援朝医疗队成员程碧真口述，记录时间：2023 年 5 月。

项重要工作。不下雪的日子里，大家还要到河边挑水。厦门中山医院的三位队员，就这样与奋斗在基地医院的年轻医者们一道，在艰苦的战地岁月中被历练成了能打硬仗、能操勤务的全能型医护队伍。

基地医院各分院分布在方圆二三十里的山沟中，准确地说，所谓的病房实际上是彼此相隔 30 米左右的"病洞"。每个"病洞"与手术室、化验室、X 光室、血库之间都相距一里左右，这在护理上是十分消耗人力的。朝鲜的黑夜降临得格外早，在冰天雪地的夜里巡视病房是镌刻在医疗队员记忆深处的画面。脚下踩着厚厚的积雪，两到三人一组，沿着高高的斜坡深一脚浅一脚地巡查病房。刚刚停战不久，紧张的氛围仍弥漫在大家的生活和工作中，夜间巡查时，往往是一位战士在前方端着枪，一位医者提着灯照明，另外一位医者端着托盘，踏着深至膝盖的大雪，查房、换药、添柴火，走完一圈下来常常是天已破晓。日复一日，大家脚上的冻疮也是新伤覆旧伤。在工作繁杂的基地医院，物资匮乏、人手紧张已然是常态，几乎每个人都要承担两到三个人的工作量，如陀螺一般夜以继日地连轴转，程碧真更是一度累到咯血。以强大的信念和爱国热情为支撑，这群年轻的医护工作者披星戴月地辛勤付出着，支撑着基地医院的有序运转，顺利完成了艰苦的治疗护理工作。

除了日常临床工作，医生们在停战后的工作重点之一便是提升部队医务工作者的技术理论水平。这是一次贴近战场，服务于实践，十分接地气的培训。参加培训班的学员热情极为高涨，他们多数经历过战火的淬炼，实践经验丰富，但普遍文化程度低、医学理论薄弱。有人甚至不知道 X 射线为何物，也有人对各种用药禁忌一知半解。在医助训练班，来自厦门中山医院的医生陈守方在学员心目中是人气最高的教官。他的讲课方式灵活生动，课时也排得最多。基地医院缺乏讲课的道具，在讲解血液循环系统时，为了让学员们快速地理解掌握，陈守方干脆自己动手连夜绘制出了 28 张精细的血管解剖图；讲解 X 光诊断学时，考虑到这对很多学员是个完全陌生的领域，陈守方就到 X 光室选借影像示教，学员们得以理论结合实践，不仅对生疏的 X 光有了初步的认知，还学会了初步诊断胸部和骨科的影像……待到医助培训班结束时，大部分学员已经学会了填写病历、做好体格检查，初步正规地处理病情，开处方写医嘱，基本上达到一个助理军医的素质了。

枪林弹雨、物资匮乏，在艰苦卓绝的朝鲜战场上，一切磨难都未曾陨灭这支医疗队的勇气与信念。陈玉麟、陈守方、程碧真，将博爱的中山精神与忘我的奋斗精神践行于战场，挥洒着耀眼的青春风采。他们同伟大的、坚韧的中国志愿军一道，在朝鲜战场上发挥着不可磨灭的巨大贡献。

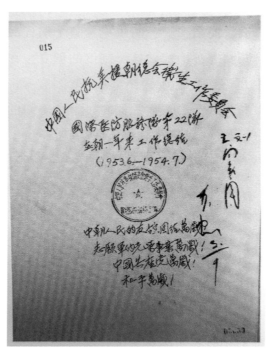

中国人民抗美援朝总会卫生工作委员会手稿

1954 年 8 月，全体医疗队员圆满完成在朝鲜战场的任务，宣告胜利回国，陈守方、陈玉麟、程碧真也带着在朝鲜战场上淬炼的荣光，在厦门中山医院全体同仁的热烈欢呼声中，再次回归并投身到各自的工作岗位上。经历了战火洗礼的他们，对医者的责任、生命的担当无疑有了更为深刻的理解与共鸣。

陈守方由于在朝鲜战场上的出色表现，荣获三等功。返回厦门中山医院后，他把这种忘我的、无私奉献的精神带到了工作岗位上，即使是在晚上或者节假日，只要有危重病人，他便毫不犹豫地赶到医院加急诊。不久后，陈守方被提拔为内科、传染科主任，他以激流勇进的开拓精神与科学的创新态度，在内科、传染科建立了一套科学的、行之有效的诊病治疗制度，即病人门诊要先经过详细询问病史，以及必要的检查或化验等，并填写好病历卡，然后做出诊断，对症派药。不准草率从事，乱开药方。住院病人更需详问病史，全面检查，然后提出初步诊断意见及整个病程的治疗规划，使病人得到正确诊断及完善治疗。这一制度的创立，在当时的厦门属于首创，不仅大大规范了厦门中山医院的就医流程，而且这一做法还被厦门市卫生局总结推广，大大提高了整个厦门的医疗质量和工作效率。厦门中山医院内科也因此被评为先进单位，陈守方个人于1957 年被评为福建省劳动模范。不仅如此，陈守方还致力于开拓内科领域的新技术、新疗法，在中西医结合领域他也提出了独到的见解并取得了显著的成就。

作为皮肤科领域的专家，陈玉麟回到厦门后担任厦门中山医院皮肤科主任，同时承担起了厦门市卫生学校的教学和临床实习指导工作。在皮肤科的诊断领域，陈玉麟十分注重中西医结合的优势。20 世纪 50 年代，随着国家声势浩大发展中医的号召，陈玉麟对皮肤慢性病、疑难杂症的中西医疗法进行深入研究，他孜孜以求而后研制出了诸多独特的治病方剂。他博爱无私的医学精神，以及在皮肤科领域精益求精的临床探索，在很长一段时间内对厦门皮肤病临床领域都有着深远的影响。

程碧真从朝鲜战场返回中山医院后，医院发展方兴未艾，但医护人员奇缺。程碧真不顾刚从朝鲜返回的满身疲惫，投身到中山医院繁忙的工作任务中，常常是值完夜班紧接着上白班，陀螺一般连轴转。时间长了，她一度累成肺结核，治疗痊愈后方才返回岗位。

20 世纪 50 年代由于厦门医疗系统内部打造特色医院的风潮，厦门中山医院的诸多科室与厦门第一医院做了融合调整，中山医院的外科、妇产科、眼科合并到第一医院。在这个时间段内厦门中山医院已无外科设置，因此身体恢复后的程碧真到内科报到，1956 年成长为一名优秀的护士长。厦门中山医院的内科设置，在当时的厦门卫生系统也处于引领地位。

【02】20 世纪 50—70 年代的中山担当

1949 年到 1956 年，是新中国发展史上全面地、大规模地由新民主主义社会进入社会主义的过渡期，是全新的人民政权对全新的发展道路的摸索。进入 1956 年，社会主义改造完成，社会主义建设开始了全新的发展之路。国民经济蒸蒸日上，科教文卫百花齐放。"这是中国人多少年来所追求的。但是它来的这么快，人们缺乏足够的精神准备，又面对着一个十分陌生的局面。"[1]

裹挟着时代风潮，一场场声势浩大的社会运动印刻着厦门对城市发展的探索。从海堤救护到抗击霍乱，再到上山下乡，厦门中山医院见证着，也亲历着这段复杂的社会发展历程。

---

① 金冲及. 二十世纪中国史纲：第三卷[M]. 生活·读书·新知三联书店，2021：998.

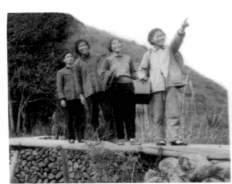
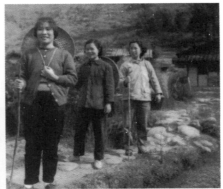
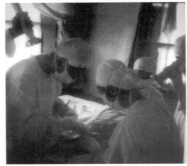
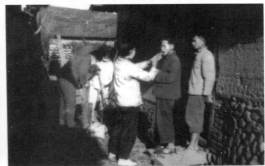

中山医护人员上山下乡为人民送健康

　　1954 年的"九三炮战"真实地刻画了厦门当时复杂的社会态势，也烙印着厦门中山人在防空救护中的足迹。

　　这一年海峡两岸局势骤然紧张。厦门再度进入严阵以待、紧绷备战的状态。蒋介石的战机不时盘旋在厦门上空，激烈的对敌斗争中，城市的防空队伍日益扩大，"九三炮战"由此打响，是役过后，厦门紧急成立防空指挥部以及"防毒救护指挥勤务处"，勤务处处长由时任卫生局局长李惠担任。由区街配合的防空救护行动也在紧张有序地推进着：以区为一个大队，各区街办事处设一个中队，每个居委会设一个小队，9 人规制的小队中又包括队长 2 人（兼联络员）、小队副 1 人、担架员 4 人、救护员 2 人、助手 1 人。这座刚刚走出战火的小城，显然有着丰富的备战经验，各街区各部门都组织起救护队以全力减少战时人员伤亡。《厦门市卫生志（专业志）》有数据统计：

> 据 1955 年统计，全市除机关、学校、工厂、企业外，仅四个区街乡镇就组织救护队 127 个，队员共 998 名，还分别成立了市机动队 114 人、区机动队 149 人、输血队 207 人，全市共有防毒救护队员 3302 人，配备了一定数量的急救药品和器材，并带有商票签发。①

除了街区的救护力量，厦门的几大医院也组织了总规模为 1154 人的医疗救护队，厦门中山医院医疗救护队便是医疗救护队伍中的一支，在紧急的备战防空救援中担当着使命，以精湛的医术救死扶伤。来自厦门中山医院的程碧真，再次冒着空袭的风险加入了防空救援的行列。在紧急医疗救助站，伤员被源源不断地送来，为了在危急的抢救时间中提升效率，救助站设置了一个类似"分类员"的岗位，主要是根据伤员的伤势情形及各大救援医院的接纳情况来统筹安排病人的救治医院。专业经验丰富、临危不惧的厦门中山医院护士长程碧真成为最好的人选。"说是救助站，其实没有真正的站点，我当时就是站在马路上来做这些分类工作。"② 程碧真回忆着这段往事时，仿佛再度置身于那头顶战机盘旋、眼前人来人往的备战岁月。

随之而来的七月霍乱，使厦门中山医院再度面临一场来势汹汹的时疫大考。

---

① 厦门市卫生志编纂委员会.厦门市卫生志（专业志）[M].厦门：厦门大学出版社，1997：102.

② 厦门中山医院原护士长、抗美援朝医疗队成员程碧真口述，记录时间：2023 年 5 月。

厦门的霍乱发生史要追溯到 1843 年，抗战前后霍乱再度在厦门猖獗蔓延。1949 年厦门市卫生局开展了霍乱防治工作，采取预防霍乱注射以及其他措施，并邀请东南防疫处拨送了 200 瓶霍乱疫苗，设置了一批隔离医院，厦门中山医院就在这批隔离医院的行列中。

抗美援朝前后，随着爱国卫生运动持续开展，困扰厦门的霍乱、天花、鼠疫基本得以控制。而在 1962 年卷土重来的霍乱，起因竟然是源于闽南区域的民俗"七月普度"。酷暑炎夏，家家户户煮过的祭品浸在水井中，引来苍蝇横飞，细菌污染了井水，由此引发霍乱横行。

要阻断传播渠道，救治传染病人，设立隔离救治病房是当务之急。当时的厦门依然处于备战态势，为配合备战需求，当时的精神病医院（现厦门市仙岳医院所在）将病人进行疏散安排，因此院址得以空置，加之当年此处位置相对偏僻，便成为霍乱救治病房的首选。据相关数据统计，当时厦门的霍乱感染人数大约在 100 余人，为及时控制患者病情，厦门中山医院感染科几乎倾尽所有人力，全科出动，还召集了内科的部分医生、护士组成紧急抗疫队伍。召集原则简单而直接：传染科的医护人员，家里没有小孩和不需要照顾老人的，统统报名上阵！就这样，厦门中山医院传染科主任林健保带着这支医疗队还有厨师海伯住进了隔离病房。当时的设备落后而匮乏，送来的病人上吐下泻，往往很快面临脱水，这时需要四位护士各用 100 毫升的针筒同时在患者四肢上注射葡萄糖盐水，一直注射到病人的血压恢复正常为止。抢救的工作量巨大，医护人员几乎没有休息的时间。7 月的厦门高温难耐，医护人员裹着厚厚的隔离衣，脚蹬长筒雨靴，汗水淌在衣服里宛如小河。一个月的奋斗，厦门中山医院的这支抗疫队伍以零死亡率（医疗队进驻之后便无死亡病例发生）的战果完成了厦门这场对抗霍乱的战役。而长时间处于高压的工作环境中，医疗队中有的医护工作者回归科室后，仍然长时间处于精神紧绷的状态，"甚至于一听到救护车声就条件反射地跑起来"①。

1963—1965 年，一场大规模的社会主义教育运动在全国城乡范围内展开，以运动的形式，将医疗力量送到广袤的农村中去，成为这一时期覆盖全国医疗领域广大医护工作者的真实写照。"同吃、同住、同劳动"这句口号是当时各单位系统上至领导下至普通员工走进农村的缩影，当时的福建省委第一书记叶飞、副省长梁灵光也自 1964 年 10 月起在厦门工程机械厂蹲点，以身作则与广大工人"三共同"。在这场上山下乡的运动大潮中，厦门中山医院的医护人员亦奔走在广阔的乡村。

当时，根据运动的政策要求，厦门各大医院主任及护士长等骨干医疗工作者均要投身广阔的农村天地中，融入广大劳动人民群众中。厦门中山医院的医护工作者们响应政策号召，来到了厦门五通支医送医。农村的工作是充实而充满朝气的，每天早上迎着朝阳，医疗队员就和农民们一起下地劳作，有的时候还要去踩水车、破海蛎。干完了晨间的农活，农户赶回去做早饭，医疗队员们则争分夺秒地出诊、给群众看病。农家的饭食总是简单而又朴素，稀饭里加几块红薯，就是改善生活了。

艰苦的条件并没有影响到年轻医疗队员们乐观的心态。当时，厦门中山医院内科医生陈守方、内科护士长程碧真这对朝鲜战场的老搭档又被分在一个组，同组的还有中山医院传染科护士长黄海梅，以及来自第一医院的林辉年。医疗队们采取的是巡逻式的行医模式，彼时的农村，卫生条件还不够完善，给老乡们除虫成为一项

---

① 厦门中山医院当时参加霍乱医疗队的工作人员程碧真口述，记录时间：2023 年 5 月。

比较繁重的工作，同时还要处理较多常见的外科手术。陈守方和程碧真在一次外出巡诊时，曾碰见一个孩子不慎落水。发现时，老乡们已经七手八脚地把孩子从井里捞了出来，手足无措的乡亲们看见他们，激动地喊道："贵人来了，贵人来了。"陈守方与程碧真赶紧过去给溺水的孩子做人工呼吸，经过一番抢救，孩子苏醒过来，当时《厦门日报》还对此事进行了专题报道。

1966 年，受社会思潮影响，厦门中山医院更名为"白求恩医院"。同时，厦门第一医院被更名为"工农兵医院"，厦门中医院被改名为"革命医院"，厦门鼓浪屿医院被改名为"反帝医院"。

随着"破四旧"浪潮的狂奔突进，记载着厦门中山医院初创历史的纪念碑也被红卫兵毁于一旦。更为令人痛心的是，爱国华侨陈嘉庚的安息之所鳌园也被红卫兵列为"四旧"对象，红卫兵的毁坏预谋遭到了陈嘉庚族属的誓死捍卫，险些酿成武斗。此事后来惊动了国务院，周恩来总理亲自指示"暂时封存鳌园建筑物，等运动后期处理"，才使这位为闽地乃至中国革命、公益奋斗一生的老人得以安然长眠。

刚刚进入全新发展阶段的医疗卫生事业再度面临着严重的摧残。在新中国成立初期，医疗体系已然建立起"院长负责制"的医管体制，公立医院的院长由政府任命，有的医院还设立政治辅导员。截至 1954 年，"为体现党的群众路线和民主管理的组织原则，厦门各医院普遍建立院务管理委员会，通过民主选举或协商确定院务管理委员会成员（兼职）。发展到 1957 年，厦门市各医院实行党支部领导下的院长分工负责制，一切工作均经党支部讨论决定，由行政领导执行，各基层组织普遍配备专职党委书记"。① 通过这样

---

① 厦门市地方志编纂委员会.厦门市志：第五册[M].北京：方志出版社，2004：3309.

医管模式，"健全了党的领导机构，党政分工明确"。

随着"文革"开始，厦门各医院的党政领导干部先后被"罢官夺权"，群众组织造反派掌权。到1970年，逐步建立了由"解放"的领导干部、"造反派"以及宣传队（工人、军人宣传队）组成的"红色政权"，即"革命委员会"。此外，各大医院的医疗科室一度被改为军队建制，组合成班、排、连、营，打乱了一切专业分工。不仅科室分工被完全打乱，医护分工也被打破，实行所谓的"医护工一条龙""亦医、亦护、亦工"的制度。简单来讲，就是工人来当（兼）护士、医生当（兼）工友、护士当（兼）医生，医疗事故频发、病房无人管理、急性传染病事件频发，医护工作基本处于瘫痪状态。

在那个特定的历史条件下，1970年，鼓浪屿第二医院人员、设备被悉数调往龙岩兵团。当时市卫生局为守护住厦门医疗资源，火速将厦门各大医院进行合并。厦门中山医院、厦门第一医院、厦门中医院等市区13个卫生医疗单位被撤销、合并，统一改立为一个"厦门市医院"，下设三个大病区。厦门中山医院的儿科、五官科、皮肤科等科室人员和设备合并到厦门第一医院，被命名为"厦门市医院一病区"；厦门中山医院传染科保留在原址，厦门中医院迁入厦门中山医院原址，被命名为"厦门市医院二病区"；厦门中山医院的内科、部分传染科人员以及第一医院的少数人员被调到鼓浪屿第二医院肺科院舍，在这里承担重建肺科的任务。同时，第二医院又融合了各大医院下放人员，组成了"厦门市医院三病区"。

时间仅隔一年，1971年8月，厦门市医院一病区恢复为厦门第一医院；厦门市医院二病区仍留在厦门中山医院院址，1975年，厦门中医院在厦门市医院二病区即厦门中山医院原院址复办；厦门市医院三病区与鼓浪屿区医院合并，改名为"厦门市第二医院"。而厦门中山医院在动荡多变的分合更替中遁于无形，开始了漫长的十年停办期。

参与抗美援朝医疗队的三位厦门中山人：陈守方、陈玉麟、程碧真，在这场巨变中随着时代的潮涌，也走向不同的医院：内科医生陈守方在厦门中医院复办时，被留在中医院作为骨干领导内科工作；皮肤科医生陈玉麟则在 1970 年中山皮肤科被划归到第一医院时，调入第一医院；程碧真则在厦门市第二医院肺科任职，直至后来厦门中山医院复办后方才回归中山医院。厦门中山医院的大部分医务人员也基本上按照这三种走向分流到不同的医院。

当我们寻找厦门中山医院 1949—1980 年的发展轨迹时，我们会深切地感受到新中国发展史上这史无前例的 30 年，以及在气势如虹的社会主义革命与建设中，新中国所历经的一场场广泛而深刻的社会变革。时代迭变，置身其中的厦门中山医院乘风破浪，散发着强大的生命力。

这是厦门中山医院与新中国、与厦门共生的时代。人民政权新生，小城厦门重焕生机，厦门医疗卫生系统从百废待兴走向万象更新。再次收归市立、启程人民医院的崭新篇章，这于厦门中山医院而言是全新的升格也是全新的使命。建章立制、发展学科、投身人民卫生事业，厦门中山医院扛起 20 世纪 50 年代厦门医疗卫生发展的重任，也在新中国成立后重启的"黄金年代"中，擦亮了厦门中山医院专业学科发展的厚重底色。

这个时代，是厦门中山儿女在祖国最需要的地方奉献青春与热血的时代。在抗美援朝的战场上，厦门中山医院的三位英雄儿女，随着福建医疗救护队的步伐，参与了这一保家卫国的伟大战役。在前线卫生营中救死扶伤，在战地医院中授课，他们将源自厦门中山医院的博爱火种播撒到了朝鲜战场。

这个时代，是厦门中山医院投身到海防备战、融入各项社会主义医疗运动中的时代。"九三炮战"、海堤建设、抗击霍乱、上山下乡……在如火如荼的历史大潮中，厦门中山儿女恪守着医者的初心，将温暖的足迹踏遍这一大时代的角落，融入厦门医疗卫生发展的时代脉络中。

这也是厦门中山医院停办最长的一个时期。1970—1980年，厦门中山医院医疗人员分流，院舍被调整借用，始创纪念碑被砸，这无疑是一场时代赋予厦门中山医院的沉重考验。让人欣慰的是，即使身处万难之中，那些赤诚的、博爱的、流淌着厦门中山血统的医护工作者们，仍然在不同平台上为厦门医疗事业贡献着自己的力量。而更令人心向往之的是，自1928年始创，饱经苦难与波折的厦门中山医院，行至此处已经触手可及地感受到一个更为恢弘、浩大的发展时代！

第四章　特区腾飞中的新中山
（1981—1999 年）

第一节　重建 | 筼筜湖畔重启风华

【01】为特区医疗环境重建中山

风浪和曲折过后，历史的航线终究会被再度纠偏。

正如"文革"后的中国，终而在异常艰难和复杂的环境中迈出了改革开放的第一步，也开启了充满探索和突破气息的 20 世纪 80 年代。各领域大刀阔斧的改革，让光荣和梦想如同"乱花渐欲"之势，装点着这个纷繁的、日新月异的年代。

小城厦门成为这一时代的厚馈者，屹立于台海前沿阵地，1980 年作为第一批经济特区汇入了改革开放的大潮。"特区"的身份就像一记发酵的引子，不仅起笔了一段浓墨重彩的全新征程，更为各行各业的发展带来了鲜活的契机。

改革的春风同样吹皱了医疗领域的一池春水，"改革、开放、搞活"的政策被贯彻进医疗领域，在以改革统领全局的大政方针下，短短十年周期，整个福建省的医疗卫生事业呈阶梯状前进，有数据统计：截至 1988 年，全省有医院 1175 所，增加了 64 所，增长率 5.8%；有病床 56920 张，增加了 11589 张，增长率 25.6%；全省医院有工作人员 68910 人，增加了 16237 人，增长率 30.8%。

跃动的数字，诠释着长驱直入的发展速度。回望厦门，我们同样会真切地感受到这一时期医疗卫生事业的长足进步，翻开《厦门市志》可以看到如下记载：

1978年起，医疗设备更新加快，技术队伍迅速扩大，各综合医院普遍设内科、外科、儿科、眼科、耳鼻咽喉科、口腔科、皮肤科、脑外科、骨外科、心胸外科，以及放射科、检验科、病诊、特检等科室，至1995年全市已形成门类较为齐全、医疗设备较为完善的医疗体系，医疗技术有较大提高。[1]

20世纪80年代，厦门中山医院终于在特区的腾飞中寻找到了重启的契机。忽如一夜春风，唤醒的不止一树繁花，还有沉睡中的

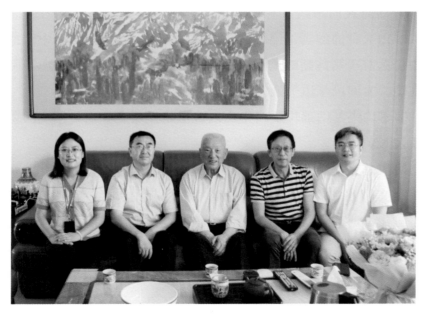

2023年5月，本书编写组采访厦门市原市长邹尔均（中）

---

① 厦门市地方志编纂委员会.厦门市志：第五册[M].北京：方志出版社，2004：3284.

厦门中山医院，重启的征程将从这里铺就！

时任厦门市市长邹尔均回忆厦门中山医院重启的缘由时，记忆依然清晰——

医疗条件是特区投资环境的一部分，医疗条件不好会影响特区的投资环境。那时有人提出来，厦门过去有一个中山医院，（想要）恢复重建。这个问题在我刚来的时候就在酝酿。[①]

尽管改革的大潮让厦门的医疗环境有了显著的改善，但这对经济特区想要达到的蓬勃发展速度、发展高度来说远远不够。成为特区投资配套的一环，担负起厦门医疗卫生事业进阶的重任，这是历史所赋予厦门中山医院的全新使命！站在了一个特定的历史交汇点，奔涌时代的厚馈、有识之士的合力擎举、爱心华侨的慷而慨之、中山火种的绵延不绝，这一切交融碰撞，在电光石火中摩擦出了中山医院于筼筜湖畔重启的火花，与特区共荣的"新中山"时代也在这一时间段豪迈书就。

邹尔均提及的那位厦门中山医院重建发起者，正是原厦门第一医院院长黄锡隆。

历史总是惊人地相似。忆往昔，在厦门中山医院的历史原点上，林文庆怀揣"天下为公"的初心为厦门中山奔走疾呼；时隔半个多世纪，时光轨道运行出相似的轨迹，当中山医院再度循环到新起点时，何其幸哉，又一位唯存公心的医者黄锡隆，站在特区医疗发展的全局战略角度，为厦门提出了重建中山医院这一掷地有声、影响深远的提议！

在回忆起黄锡隆为厦门中山医院重建事宜奔走的史实时，厦门

---

① 厦门市原市长邹尔均口述，记录时间：2023年5月。

中山医院原党委书记邹爱东感叹："他是湘雅毕业的，一位非常大牌的胸外科专家，当时他极力主张厦门应该把中山医院复办起来，要建一所现代化的、能够为特区投资者服务的高水平医院。"①

其实，在"文革"后，黄锡隆已卸任厦门第一医院院长职位，但他作为厦门市卫生局专家顾问组组长仍关注着厦门医疗健康事业的发展。他以前瞻者的目光审视着医学的发展动向，也因而成为厦门中山医院启动重建的"伯乐"。时光终究是对决策正确与否的最好检验，后来行进中的厦门中山医院以锐不可当的发展势头应和着初创者们的期待。

厦门中山医院原心功能科主任吴岳平转述他父亲的回忆：1981年，黄锡隆通过他的父亲——时任龙岩地区医院院长吴汉六牵线，走进了厦门市市长邹尔均的办公室，这两位和厦门中山医院并无直接关联的院长，郑重地向邹尔均陈述了复办中山的建议。② 刚刚上任不久的邹尔均衡量着亟待发展的特区医疗事业，果断拍板，从此让厦门中山医院融入了特区发展的洪流之中。

获得了厦门市政府的支持与首肯，1981年厦门中山医院获批位于筼筜湖畔的80亩基建土地。之所以把院址选在筼筜湖畔，考虑的是要匹配特区未来的腾飞方向。旧中山医院院址位于镇海路，而且医院体量有限，如何能满足大众对医疗发展的炙热期待呢？与特区发展同道而行的筼筜湖畔的广阔滩涂地，就这样被定为厦门中山医院的新院址。那一年，刚刚起步的厦门经济特区可以说是白手起家，经济底子薄如蝉翼，整个特区全年 GDP 加起来不过 7 亿出头。在这样一穷二白的基础上，厦门市政府仍然咬牙拨付 500 多万建设资金，作为新中山的建设资金。厦门中山医院《大事记》有记载——

---

① 厦门中山医院原党委书记邹爱东口述，记录时间：2023 年 5 月。

② 厦门中山医院原心功能科主任吴岳平口述，记录时间：2023 年 5 月。

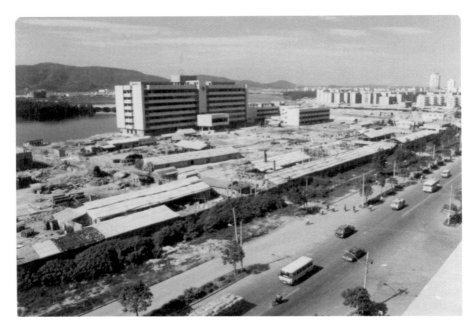

1981年，厦门中山医院迁址湖滨南路重建

　　1981年12月2日，厦门市政府批准在湖滨镇（现称湖滨南路），拟新建厦门中山医院，建设规模为450张病床（其中外宾病床50张），日门诊2000人次，总建筑面积2.51万平方米。系投资587.38万元的现代化综合性医院。

　　厦门中山医院的基建工程是根据厦门市计委《厦计〔081〕263号文件》批准的计划任务执行推进的，根据文件批示选址湖滨南路中段黄金地带，东北侧靠近城市污水泵房，后来因为嘉禾园的建设需要，厦门中山医院的建设用地向西移了100米。

　　就这样，前期587.38万元的资金投入，虽完全不足以支撑一个全新的中山医院复苏，但是，这一切足以焕活一个升腾着热气、叙写着热忱、创造着辉煌的新中山时代！

【02】筼筜湖畔重启风华

　　"1981 年的筼筜湖畔滩涂地，真像是一片沉睡了千年的荒野。"①

　　厦门中山医院原副院长陈治卿言及当年的复建场景时，那片荒芜的滩涂仿佛历历在目。要知道，在厦门特区启动之前，这里可就是老厦门人心中人烟罕至的"野猪林"。可谁能想到，如今这片沉寂的荒芜，却即将酝酿勃发出厦门中山医院复办的盛大与恢弘。

　　前文提及，不到 600 万的建设资金，80 亩建设用地，6 万平方米建筑面积，以及所有怀揣憧憬与热血的中山人，合力推开了重启的时光巨幕。然而，十年停顿，中山医院可谓百业待兴，要开创出一个新的局面谈何容易。前路虽灿灿，眼前浩瀚纷繁的复办征程却要逐一分解、践行于脚下。当今天再来回望厦门中山医院的发展历程时，我们每每会感喟它与特区共腾飞的荣耀际遇。殊不知，中山医院在起步时，它面临的困境又同样是特区的缩影：缺钱、缺人、缺经验，唯一不缺的大概是中山人摸着石头过河的热忱与勇气。

　　虽然缺钱是当时厦门市政府实在克服不了的难题，但对于厦门中山医院的筹建，厦门市卫生局领导在政策上给予了相当的支持力度。当时，厦门中山医院的筹建组还没正式建立，厦门市卫生局便调任厦门市第三医院副院长赵明新、第三医院工作人员张伟投身到厦门中山早期筹建工作中，来处理一些繁琐的前期事务。如今在张伟的回忆手稿中，我们依稀可以感受到这"一官一兵"在筹备初始

---

　　① 厦门中山医院原副院长、老年科主任医师、终身教授陈治卿口述，记录时间：2023 年 5 月。

奔波于各种事务中的身影：

1981 年初，中山医院筹建时，在赵明新院长的大力推举下，经市卫生局领导林启贤科长及郊区卫生科陈文才副科长协商，于一九八一年十二月借调我来参加筹建工作，筹备初期，只有赵院长和我两人一官一兵，以后陆续调来吴汉文、宋倍京和黄永凯。人员少、任务重，可是万事开头难，经过我们筹建全体同志的努力，终于克服种种困难完成任务。①

重启一座医院，琐事可谓千丝万缕。基建用地要审批，红线图要审批，土地开发费用要审批……困难有大有小，细节流程要反复考量协商，随着筹建工作的深入，"硬骨头"可以说是接踵而至。张伟在回忆手记中详尽记述了红线图确认后筹备工作组即将面临的困境：

红线图拿到后，着手要解决的问题，就是场地上：红线图内有市第九号下水道、市政维护的地下停车场、公园街道两个居委会的炼渣场。②

仅是这几项，牵扯到的拆迁、补偿、绿化、排污问题便是牵一发而动全身。诚如厦门中山医院原党委书记邹爱东在接受访谈时提及的，"厦门中山医院发展前行中的每一步，无一不是饱含着政府的关心与爱护、泽被着各界有识之士的支持与擎举、聚焦着广大市

---

① 厦门中山医院早期筹备人员张伟回忆手记，记录时间：2007 年 12 月。
② 厦门中山医院早期筹备人员张伟回忆手记，记录时间：2007 年 12 月。

民的关注与瞩目、镌刻着中山儿女的奋斗与智慧"。[①] 在厦门中山医院复办的关键时期，当时的厦门市政府、拆迁办、市筼筜开发公司、公园街道、市园林管理处等单位纷纷参与了这些工程的共管协商，在厦门中山医院的筹建工作推动进程中给予了莫大的支持。

经过多次磋商，炼渣场由筼筜开发公司在厦门中山基建用地的西侧临时批划出 200 平方米用地给后江和文洪居委会，过程中产生的 2100 元拆迁费用则由厦门中山医院负责。

至于市政维护的 6240 平方米停车场以及地面建筑物，经过多次沟通，最终由厦门市政府下达文件推动拆迁，其中产生拆迁费用 33200 元。

再说绿化。谁能想到，作为老厦门八景的筼筜渔火，在那一年是被称为野猪林的荒芜滩涂呢？当时，在划定给厦门中山医院的基建工地范围内，生长着一大片郁郁葱葱的木麻黄树，要处理自然需要市绿化部门的手续。这件事情得到了厦门市有关部门的支持，不但一切流程从简，而且赔偿形式是以平方面积内的平均树木数量、不论大小长短来处理赔偿费用。

至于九号下水道，更是关系到后江埭罐头厂、化工厂、酒厂、橡胶厂的排污问题，这是要在医院基建土方回填之前必须解决的问题。一番奔走协商后，该工程由厦门市城建局来办理申请并测量、设计，由厦门市土方公司来承包施工，结标费用为 23118.99 元。

至此，厦门中山医院在基建土方进场之前的繁琐流程终而完成十之八九。在那个到处充盈着改革冲劲的厦门特区初期，为复办而踌躇满志的中山人勃发奋进的姿态是那一时期的社会风貌的缩影。张伟在回忆手记中提及那一繁忙和奔波的时期，半是玩笑半是感慨："当年没有交通工具，出门联系工作靠两条腿，打交道靠一张

[①] 厦门中山医院原党委书记邹爱东口述，记录时间：2023 年 5 月。

嘴。"① 然而，正是这"两条腿"丈量出来的里程，"一张嘴"沟通出来的进展，铺陈出了厦门中山医院极为厚重的工作基底。

"1983 年底，我们把地质钻探资料提供给浙江建筑设计院做施工图。"② 这一年，厦门中山医院的土建工作正式启幕。与此同时，人员组织机构也逐渐得以完善，1982 年厦门中山医院复办筹备处成立，1984 年 5 月，王灿云、赵明新担任厦门中山医院筹建处副主任，厦门中山医院凝聚着更为强劲的合力，奔赴即将到来的、轮廓愈发分明的新生。

在滩涂上平地起高楼，经历过方知其中艰辛。厦门中山医院原心功能科主任吴岳平记得父亲跟他讲述的这段经历："第一次地基直接打到海底了，前前后后打了两个半地基。"③ 可见当年工程之艰巨。工程维艰只是一方面，简陋至极的办公条件也时刻考验着大家。

当时，厦门中山医院的基建办公室是借用厦门市卫生局四楼院址，然而此处距离工地较远，工程进度紧迫，再加上当年交通不便，大家索性就在工地搭建了一间竹棚作为办公室。遇到大风天气，简易的竹棚在风中摇曳，吱呀作响，那番场景俨然杜子美笔下的"茅屋为秋风所破歌"，这时自然就没法办公了。直到征用厦门市政维护处停车场后，才有了一处稍微稳定的办公场所，但工作的环境依旧艰苦且荒芜，放眼四周，近处是河泥道、臭水沟、木麻黄林，远方寻迹不到公路与公交车，这里也成了大家戏谑的厦门"西伯利亚"。

艰苦的环境，却动摇不了一众建设者们追求极致的理想，张伟

---

① 厦门中山医院早期筹备人员张伟回忆手记，记录时间：2007年12月。

② 厦门中山医院早期筹备人员张伟回忆手记，记录时间：2007年12月。

③ 厦门中山医院原心功能科主任吴岳平口述，记录时间：2023年5月。

在回忆手记中记载道："中山医院基建工程是由浙江建筑设计院设计，总平布局及扩初设计主要根据中央人民政府卫生部有关医院建设的规定，然后会同设计工程师等有关人员，先后到杭州、上海、北京等地参观，吸收兄弟医院在建设中的经验，最后才确定病房大楼、门诊楼和其他附属设施的布局。"[①] 穿越匆匆光阴，当今天我们行走穿梭在厦门中山医院 2 号楼病房楼中时，殊不知那连廊式的病房群楼设计，凝聚着源自 20 世纪 80 年代初期筹备者的匠心与远见：在保证采光和通风的情况下，让前来治疗的病人更加方便，让不同科室之间联系更为通达。

厦门中山医院的总平和扩建审定是历经层层把关与考验的，厦门市建委、筼筜开发公司、市消防大队、市规划办、市环保办、市卫生局等有关单位经过反复研究终于确定，最后通过《厦委建〔83〕227 号文件》审批下来，施工蓝图至此算是尘埃落定。

1984 年 11 月 17 日，工程标底造价为 630 万元的厦门中山医院病房大楼公开启动招标，11 家建筑单位参与竞标。1985 年 1 月 4 日在厦港海味大厦公开开标，最终是浙江省第四建筑公司以 556 万元总价、548 天工期中标，病房大楼工程于 1985 年 4 月 30 日正式启动。同年 5 月 4 日，张鸿源被任命为厦门中山医院筹建处副主任。

病房大楼的工程建设如火如荼，星光不负，筼筜湖见证着这日新月异的焕新速度。在病房大楼快速建设的时候，厦门中山医院的编制也正式获批，根据厦门中山医院《大事记》记载："1986 年 1 月 18 日，经厦门市编制委员会批准，在湖滨南路中段设立厦门中山医院为全民所有制的卫生事业单位，机构级别暂定为副处级。"

平地高楼起，1987 年 3 月 3 日，厦门中山医院病房大楼正式竣工。"可以说，当时中山医院在筼筜湖畔建了一座全省最好的病房，

---

① 厦门中山医院早期筹备人员张伟回忆手记，记录时间：2007 年 12 月。

整体 14000 多平方米，7 层、14 个病区。"①

这座壮观的病房大楼揭开了厦门中山医院在 20 世纪 80 年代的风华序幕，但接下来人员该如何充实、学科如何发展、各项资金如何筹措，都是横亘在厦门中山医院前行征途上的难题。漫漫新程已启，前路又该如何破局？

【03】合力擎举出一个新中山时代

从 1928 年走来，厦门中山医院虽然几经坎坷与磨难，时代却始终是慷慨的。改革开放的巨大机遇为这座医院的焕新注入动力，漫漫前路需要中山人当自强。

在厦门中山医院的腾飞年代中，20 世纪 80 年代是其中不可忽视的、承上启下的重要转折点。在这个时间段，济济人才再次汇聚，铺陈出了厦门中山医院厚重坚实的人员班底，让中山的精神薪火赓续绵延；也是这个时期，伴随着热火朝天的建设进程，厦门中山医院重开门诊，给厦门市民带来温暖的守护与陪伴；曾一手创办厦门中山医院的华侨力量再度激荡，在厦门中山重启风华的关键发展期，贡献了不可或缺的力量。非比寻常的伟大际遇在那个偌大的

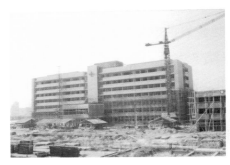

建设中的病房大楼

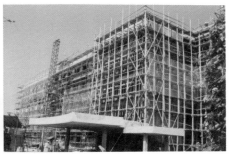

建设中的门诊楼

① 厦门中山医院原党委书记邹爱东口述，记录时间：2023 年 5 月。

时光广角中碰撞交融，拥簇着生长出一个崭新的厦门中山时代。

1987 年病房大楼拔地而起后，同年 7 月 15 日康复楼也接踵竣工。但是，"大楼孤零零地矗立在筼筜湖畔，要人员没人员，要管理没管理，实际上是一片空白。"[①] 邹爱东说。显然，人员已成燃眉之急，这片"空白"的画布上，迫切需要有人来灌注以斑驳的色彩。

1988 年 5 月 24 日，经中共厦门市委组织部任命，厦门中山医院搭建起了完整的领导班底：由厦门市卫生局党委书记钟国全兼任厦门中山医院院长，袁登钰、张鸿源任副院长。同时为尽快充实医院各科室人员，让门诊尽快开诊，这一年厦门中山医院不惜扩大范围从省内外调入人员。响应着建设经济特区与干部年轻化的时代号召，一批后来扛起厦门中山医院发展的年轻干部们纷纷于此时走上了岗位，在厦门中山医院这一不凡的发展征程中镌刻下了年轻的奋斗足迹。

但是，远水解不了近渴，门诊大楼已然拔地而起，门诊开诊的日期迫在眉睫，需要短时间内迅速组建出一支能投入到医疗战斗中的人才队伍。为了解决厦门中山医院的燃眉困境，厦门卫生局领导果断将当时厦门市第三医院的人员全体整合到了中山医院。厦门卫生局的这一举动既是助力，也同时给厦门中山医院提出了一道新的难题——

这道难题，要从当时的厦门市第三医院自身溯源。

十年"文革"之殇犹如厦门整体医疗卫生事业的一股寒流，1949 年后辛苦经营的医疗规模一时间礼崩乐坏，也造就了我们曾一再提及的、厦门中山医院"消失的十年"："70 年代中期，厦门

---

① 厦门中山医院原党委书记邹爱东口述，记录时间：2023 年 5 月。

市中山医院、妇幼保健所被撤销。"① 那么，医院撤销了，医疗人员又该如何安排？于是，相关单位"为安排这一批工作人员和部分下放回市的医务人员，以及为缓解后滨路一带工厂企业较集中地区的群众看病难的问题，于 1973 年筹建厦门市第一门诊部"。② 至于这一门诊部的地点，就落子在现在的厦门思明区后滨路 1 号，面积达 1500 多平方米。隔年，即 1974 年 2 月该门诊部正式成立开诊。然而，彼时这小小的门诊部，实在难以满足大众对医疗健康的迫切需求。"看病难"的问题摆在了眼前，当时省、市有关部门领导因此决定扩建第一门诊部，并增设病房。"1976 年 7 月 1 日，第一门诊部改称厦门市第三医院。同年 8 月 27 日，完成扩建 700 平方米病房和手术室等筹建计划。有病房 100 张，开始收容病人。"③

我们可以稍微捋顺一下当时的厦门市第三医院的人员构成：厦门中山医院、妇幼保健所被撤销后部分没有医院安置的人员，"文革"期间接收的安置下放人员，"文革"结束后糅合的新一批安置回流人员。这座生于"文革"特定岁月中的医院，有意无意地安置了厦门中山医院散乱的星火。而如今世事变幻，第三医院为厦门中山医院留存的火种，借着特区的春风将再次回归"原乡"。这份无巧不成书的渊源也属实可贵。然而，问题也是客观存在的：这 200 多人医疗队伍的人员素质参差不齐，究竟该如何融入即将腾飞的厦门中山医院呢？

厦门中山医院领导班子拍板决定：接收来自三院的整支医疗队

---

① 厦门市卫生志编纂委员会. 厦门市卫生志（专业志）[M]. 厦门：厦门大学出版社，1997：60.

② 厦门市卫生志编纂委员会. 厦门市卫生志（专业志）[M]. 厦门：厦门大学出版社，1997：60.

③ 厦门市卫生志编纂委员会. 厦门市卫生志（专业志）[M]. 厦门：厦门大学出版社，1997：60.

伍，并分阶段、有步骤地对整体人员素质进行提升。让这支队伍不仅可以扛起眼前的门诊开放重任，在不远的将来他们还将成为厦门特区医疗卫生事业的中流砥柱。

1988 年 6 月 30 日，厦门市第三医院并入厦门中山医院，7 月 1 日正式对外开诊。厦门市第三医院院址暂为中山医院门诊部[①]。此外，"厦门市中山医院筹建处"即行撤销，人员、物资、财务统归厦门中山医院，对外一律使用"厦门市中山医院"的名称。[②] 停顿 10 年之久的厦门中山医院，重新以昂扬勃发的姿态绽放。

厦门中山医院原党委书记邹爱东在访谈中坦言："来自三院的人员班底支撑起了中山医院 20 世纪 80 年代最初的医疗架构，他们以脚踏实地的态度推动了中山医院最初始的，也是最至关重要的发展阶段。尽管培养这支队伍曾让中山医院倾尽心血，但他们终究被磨砺为符合现代化医院发展需求的合格骨干。"[③]

这是厦门中山医院的兼容并包，更是时代的海纳百川。在特区号召下前来的来自大江南北的医学人才，汇聚在厦门中山医院，和鸣出了一曲曲奋进与发展的高昂交响曲。不断完善的人才格局，日益健全的科室发展，昭示着厦门中山医院一切向好的发展趋势。

除了人才的问题，前文提过，资金问题也是阻隔中山发展、彻头彻尾的拦路虎。资金困境究竟到了何种程度，厦门中山医院原副院长张鸿源的这段话能让我们更为清晰地体会当时的情景：

那种难，是不亲临其境很难想象筹建中的"难"和"穷"。窘迫到什么程度呢？在建门诊大楼时，为将木窗改成铝合金的门窗，

---

① 即今厦门中山医院厦禾分部所在地。

② 引自厦门中山医院《大事记》。

③ 厦门中山医院原党委书记邹爱东口述，记录时间：2023 年 5 月。

市计委和医院筹建处的人员三番五次、翻来覆去地核实和掂量，最后才咬牙定下方案。①

彼时的厦门中山医院，小到一张处方纸、一张便利签，大到盖房子、买设备、备药品、聘请专家的费用，每一笔费用都是精打细算出来的。吴岳平、陈治卿同样见证了当年厦门中山医院起于微时、百事待兴的艰苦卓绝之境——

陈治卿记得，门诊正式开放后，门诊的位置在后滨路 1 号，住院部在现住院大楼处，两者相距几百米，来来回回还要横穿湖滨南路。1989 年的厦门中山医院，连一间真正的办公室也没有。陈治卿回忆道："院长、书记各职能部门都在一楼食堂旁的大房间里办公。院长和其他职能部门的桌子简单地用文件橱子隔开，中午在隔壁食堂打好饭在办公桌上吃午饭，午休时往往是在办公室就地休息。"②

那一年，承继着父辈的理想，年轻的吴岳平带着一身的风发意气，走进了同样风华正茂的厦门中山医院，自此也把一生的医学时光都奉献给了中山。"我是中山医院的第一个内科医生，1986 年来中山医院时才 25 岁。"③

吴岳平笑称，他们那一批中山人，都是身兼数职：医生、搬运工、清洁工……辛苦自然是不必提，却也是在事必躬亲的辛苦中，与中山医院多了千丝万缕的情感联结。"那时，我们 20 多岁的年轻人组建了一支青年突击队，所有的清洁卫生、重体力搬运都是我们来干，连病床都是我们自己组装起来的。印象最深的是 2 号楼要启

---

① 张鸿源．路漫漫八十年沧桑 [EB/OL]．（2008-03-25）[2023-11-15]．https://news.sina.com.cn/o/2008-03-25/080013634589s.shtml.

② 厦门中山医院原副院长、老年科主任医师、终身教授陈治卿口述，记录时间：2023 年 5 月。

③ 厦门中山医院原心功能科主任吴岳平口述，记录时间：2023 年 5 月。

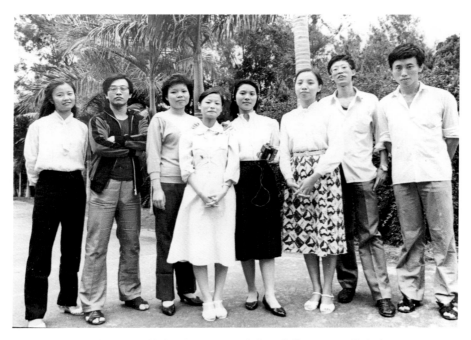

医院复办时,医护人员郭丽华、杨素梅、黄萍、吴岳平等人合影

用前，楼上有两个大蓄水池要清理。池底的污泥至少有一米多深，我们几个穿着短裤就跳下去清理……"①

"信之弥坚，行之愈远"，穿越遥远时光，厦门中山医院在艰难中磨砺出来的厚重精神底色，总能以强大的凝聚力，呼唤出中山儿女心底的无畏与勇气。

厦门中山医院在筹备之际捉襟见肘的财务困境，再次牵动着各界有识之士的心绪。厦门中山医院从成立始，便倾注了社会各界人士的关爱与期冀，也因此让它与生俱来就兼具一种民胞物与的不凡风骨。1928 年的诸公勠力、华侨擎举，让厦门中山医院得以践行"天下为公"的救世理想；岁月轮转，在新中山腾飞的征程原点上，华侨精神将再次于此辉映，涤荡着各界爱心人士的力量，以微光成炬合力为厦门中山筹措复办经费，厦门中山医院基金会便是在这样

<hr>

① 厦门中山医院原心功能科主任吴岳平口述，记录时间：2023 年 5 月。

的背景下成立的。在厦门中山医院报送市卫生局《关于成立〈厦门中山医院基金会〉的报告》中，我们可以真实感受到厦门中山医院当年面临的财务困境：

> 自 1982 年到 1986 年，市财政陆续拨款 13386 万元，另中央卫生部拨款 90 万元。到 1987 年 6 月，病房大楼、外宾楼、变电制冷机房、锅炉房、室外综合管道等工程可以竣工交付使用。尚有门诊楼、食堂、医技楼、急诊楼、洗衣房及护士楼、住院医生楼、车库、车房等建筑物急需续建，建筑面积约 16000 ㎡，需投资 700 万元左右。加上购置诊疗仪器，以及绿化、小品建筑、道路、环境整理，大约还需要投资 2000 万元，按每年投资 500 万元计需到 1990 年才能基本建成。[①]

年轻的厦门特区政府在经济上自是无法予以更多的支持，内求走不通，外援是唯一的出路。为解决筹措资金问题，1986 年，厦门中山医院向厦门市卫生局递交报告申请成立基金会，这份报告详实记载了中山医院复办工程需要的庞大经费。报告中指出，"中山医院建设耗资巨大，但依靠市政投资确有困难，根据'国务院批转卫生部关于卫生工作改革政策若干问题'的精神，及中山医院原系华侨捐资创建的历史，建议成立'厦门市中山医院基金会'，以便向港澳同胞、海外侨胞和国际友人开展活动，欢迎捐资或投资"。[②]

这份报告中，厦门中山医院基金会将自身属性定义为社会性质，由林梦飞、陈村牧、张胜才、陈伯甫、商墀岩以及张鸿源六位

---

① 厦门中山医院报送市卫生局报告《关于成立〈厦门中山医院基金会〉的报告》，1986 年 11 月。

② 厦门中山医院报送市卫生局报告《关于成立〈厦门中山医院基金会〉的报告》，1986 年 11 月。

公方代表组成。"以后依据进展情况再增加基金会成员，基金会设董事长、付董事长、理事，办事机构为秘书处，设秘书长、秘书、会计、干事等三至五人，编制仍属中山医院。"①

为进一步推动厦门中山医院基金会的筹备工作，除了基金会成员持续跑卫生部、跑财政部、跑省卫生厅，海外华侨也以自身名望和影响力，为厦门中山医院基金会的筹备进行着积极努力。美籍华人尤祖哲便在美国为基金会事项不辞劳苦地奔波着。当我们翻阅《厦门中山医院基金会组委会简报》（第贰号）时，尤博士的拳拳初心是那般清晰可见：

他在发出的三十封邀请信上说：我希望您能够与我们一起在这个具有重大意义的事业中共同迈出第一步，并签名作为基金会的董事。由于您以及贵方有地位的人作为董事，所以我坚信这个基金会将很快与许多团体建立起联系和聘请医生的计划将迅速开展。

尤博士的邀请已有十多人表示兴趣，使尤博士感到鼓舞。他还通过各种途径争取各方面的帮助。如请美国"基金建立"专家的帮助；争取香港和华盛顿的律师给予基金会在法律上保护；与"国际救济组织"取得联系，争取一些免费设备和医疗供应。②

赤诚，是源于对中山医院矢志不渝的信任与笃定。尤博士不遗余力地奔走，仅一年时间，他联络到了50多位人士参加基金会；他为厦门中山医院联系到美国DRI援助组织，得到了一些医疗器械和床铺。美国驻中国大使馆委派专员专门到厦门与厦门中山医院签

---

① 厦门中山医院报送市卫生局报告《关于成立〈厦门中山医院基金会〉的报告》，1986年11月.

② 《厦门中山医院基金会组委简报》（第贰号），1987年8月28日.

订了协议，约定每年都会给厦门中山医院提供药品和医疗援助。这些援助在艰苦的初创时段着实缓解了厦门中山医院的压力。同时许多来自荷兰、新加坡、印度尼西亚的侨胞也对基金会表示了关心与兴趣，"并表示愿意为推进基金会事业而努力"。

多方的支持力量如潮水一般从四面八方涌来，温暖如春，支撑着困境中的厦门中山医院走过了踽踽独行的岁月。

厦门市政府也对厦门中山医院的发展时刻给予关注，1987年4月14日，厦门市副市长毛涤生亲自主持中山医院第二次筹组会议，并宣布"'厦门中山医院基金会筹委组'正式成立并开始工作"，厦门市政协、厦门市委统战部、厦门市侨办、厦门市外事办、厦门市卫生局、厦门市政府办公室派出负责人员参加。厦门中山医院基金会筹备处由张鸿源具体负责日常工作的联系，医院外宾楼则成为基金会的临时办公室。

历经一年的酝酿筹备，《厦门中山医院基金会章程草案》雏形粗具，出炉面世。关注着厦门中山医院基金会发展的各方力量，此时踌躇满志，一致认为：厦门中山医院基金会成立的条件已基本成熟。在这份章程中，厦门市副市长蔡望怀被推举出任基金会名誉董事长，第一届董事会成员由筹委会及部分基金会人士协商产生，众人推荐林梦飞、尤祖哲担任董事长；张鸿源、林承志、高墀岩负责常务理事会日常工作。至于理事会的经营模式，成员们也做了详尽的考虑：

鉴于我国还处于社会主义初级阶段，厦门为经济特区，建议中山医院实行政府、侨胞、港澳台同胞、国际友人共同投资合作办医。实行董事会管理体制，经济上独立核算，政府给予定额补贴和实行两种标准的收费办法。①

1988年，厦门市政府通过"厦府办〔1988〕088号"文件给予了厦门市卫生局明确的回复：同意成立"厦门中山医院基金会"。

厦卫〔1988〕069号报告悉。市府同意成立"厦门中山医院基金会"。基金会是为中山医院的建设和发展筹集资金，引进技术和管理的社会团体。由厦门中山医院负责组建和领导。②

1991年5月26日，厦门中山医院基金会正式成立。施能鹤担任基金会首届理事会理事长，吕振万、林梦飞、张圣才、张述、张其华、陈村牧等为名誉理事长，张鸿源任秘书长。自此，作为厦门中山医院的坚实后盾，厦门中山医院基金会凝聚着各界人士的拳拳初心，伴随着厦门中山医院一路披荆斩棘，像一位如影随形的踏实老友，相濡以沫、不离不弃地共铸辉煌。

1993年，经福建省民政厅批准，厦门中山医院基金会获批《福建省社会团体法人登记证》，业务主管单位为福建省人民政府侨务办公室。作为独立的法人单位，厦门中山医院基金会以更为博爱强劲的力量，投身公益事业，将孙中山先生"天下为公、造福社会"的质朴初心广为传扬，与厦门中山医院的发轫精神遥相辉映，至今仍经久不息，这已是后话。

---

① 《厦中山〔1988〕010号》"关于正式成立'中国厦门中山医院基金会'的报告"，1988年4月19日.

② 厦门市人民政府办公室文件"厦府办〔1988〕088号".

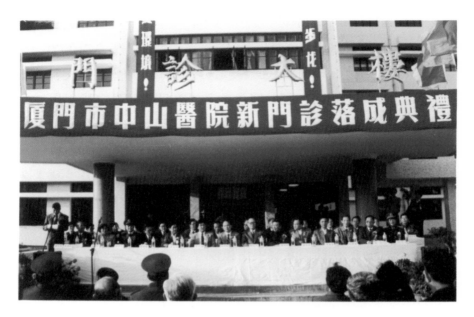

1993年，厦门市中山医院门诊大楼剪彩并正式投入使用

当我们再次在这段历史的长廊中徘徊，时代的风扑面而来，其中裹挟和诉说的故事，既有昂扬的奋斗往事，亦有初创者们合力破局的理想主义情怀。也许正是厦门中山医院精神中富含的浪漫理想主义的底色，才能自始至终让一众有识之士倾囊相助、合力擎举，长久以来，这似乎已生长成一种专属厦门中山医院的精神场域。

如今走进厦门中山医院，"振羽楼""振河楼"默然静立，于敦厚平和中解读着厦门中山医院深藏于时光深处的不凡历程，也记录着爱国华侨吕振万先生及吕氏四兄弟的慷慨义举。

厦门中山医院原副院长陈治卿回忆起这段经历，"那是中山医院从零开始的时代，基金会和爱国华侨的捐赠，着实解决了大困难"。随着医院建设的逐渐完备，全国各地引入的人才越来越多。虽然特区在腾飞，但那时的医院位置仍然十分偏远，公共交通又不发达，每天等公交车成为当时职工们的"急难愁盼"，错过几分钟就意味着要等上一个多小时。新建的医院百事待兴，大家工作已是辛苦至极，来回的通勤压力不仅让大家苦不堪言，职工迟到问题一时间竟然成为影响医院工作秩序的大问题。可那时的中山医院，连基本的建设资金都很吃力，购买员工通勤车辆着实是件奢侈的事情。

当时我爱人吕尚团（时任厦门中医院外科主任、工会主席）由亲戚牵线，联系了老家南安宗亲爱国华侨吕振万先生，1989 年、1990 年无私捐送两辆进口全空调 15 座位轿车，供职工上下班用。[①]

除了解决当时厦门中山医院员工通勤的燃眉之急，吕振万先生还不遗余力地将心系桑梓的情怀倾注在对厦门中山医院的扶持上。作为闽南华侨，悲天悯人、以实业匡扶家乡是那一代爱国华侨家国情怀的真实写照。而要追溯吕振万其人，其祖籍是福建泉州南安，1924 年他出生于南安水头朴里村的一个商贾之家，在家中排行老四。吕振万自幼读书时便成绩优异，中学时已展现出一位有志少年的实业救国抱负。中学毕业后，他毅然报考了北京的朝阳大学[②] 经济系，这也为他在商海中劈波斩浪、实业救国打下了坚实的基础。在得悉厦门中山医院的财务困境时，吕振万当时已是香港建南财务集团有限公司董事长。他在国内投下巨资，创办了多家现代化企业，先后投资一亿多港元，兴建了一百多所各类学校及校舍。

满怀对中山先生的敬仰与尊崇，1991 年正值孙中山先生诞生

---

① 厦门中山医院原副院长、老年科主任医师、终身教授陈治卿口述，记录时间：2023 年 5 月。

② 朝阳大学，1912 年创办的私立法科大学，1949 年新中国成立后由人民政府接管，更名为"北平政法学院"，后易名"中国政法大学"。1950 年 2 月，原中国政法大学与原华北大学合并成立中国人民大学。

125 周年之际，吕振万为厦门中山医院捐赠了一尊孙中山铜像，以彰显弘扬中山精神底蕴之厚重。随着厦门中山医院冲刺省花园式医院的步伐，吕振万再施义举，出资建设了"振万园"。亭台楼榭，花草池塘，一草一木皆是这位侨领桑梓情怀的见证。"振万园"于 1993 年隆重落成，吕振万先生的代表吴慧敏，与厦门市卫生局书记崔丛云、局长朱玉珍一起完成了这座花园的剪彩仪式。1995 年 2 月 18 日，厦门中山医院荣获"花园式单位"荣誉称号，这也在厦门中山医院意气风发的前行征程中增添一笔浪漫的亮色。

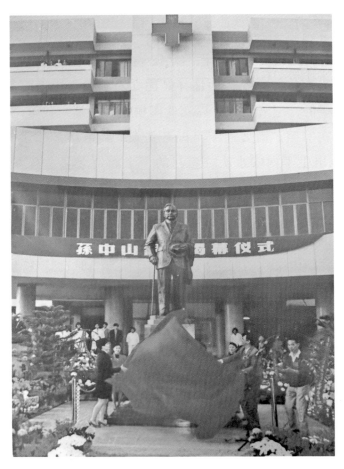

孙中山铜像揭幕仪式

作为名扬八闽的慈善家，吕振万曾在他眷恋过的乡土建起一座又一座"振万楼"。在厦门中山医院，"振河楼"便是由吕家四兄弟为支持厦门中山医院的发展共同捐资1500万元助力兴建的[①]。昂首矗立的十二层高的振河楼，楼顶的现代化停机坪缩影着特区医疗卫生事业斗转星移的发展。1996年，振河楼筹备建设时，厦门中山医院便大胆地向市政府提出了建设楼顶停机坪的方案，这在整个福建省都是一项敢为人先的超前之举。考虑到停机坪建成后将在很大程度上改善特区的投资环境，当时的市长欣然拍板。1999年"振河楼"剪彩落成，厦门医疗卫生领域也自此多了一张崭新的名片。

在此后的厦门中山医院周年庆、新年等重大节点，吕振万无不以慨然之举温暖着厦门中山人。有数据统计，自1994年至2008年，吕振万先后向厦门中山医院及中山医院基金会捐赠了港币782万元，人民币125万元[②]。

"尚公不朽，大爱无疆"[③]，爱国华侨李尚大同样在厦门中山医院的建设和发展过程中书写了极不平凡的篇章。这位来自安溪的慈善家，骨子里流淌的是嘉庚先生的博爱情怀，胸中涌动的是对家乡卫生与教育事业发展的关爱。当然，李尚大与厦门中山医院的机缘，不得不提到是缘自他孩提时的同学。邹爱东在一篇回忆李尚大的文章中写道："1985年12月，李尚大首次返乡参加同学聚会时，与孩提时代的同学也是至交高墀岩先生碰面，高墀岩当年刚好是厦门中山医院的高级专家、内科主任。"[④]

---

① 厦门中山医院原副院长、老年科主任医师、终身教授陈治卿口述。记录时间：2023年5月。

② 厦门中山医院原副院长、老年科主任医师、终身教授陈治卿口述。记录时间：2023年5月。

③ 2008年11月，中国人民政治协商会议第十一届全国委员会主席贾庆林为李尚大先生所做题词。

④ 任镜波，等. 纪念李尚大[M]. 厦门：厦门大学出版社，2009：224.

两位故友相见，寒暄的不仅是感情，还有厦门医疗卫生事业的现状。那个时候，全新的厦门中山医院正在如火如荼地建设中。邹爱东介绍说："李尚大先生了解到厦门医疗卫生的状况，以及新中山医院筹建时的艰辛，在 1987 年他第三次回国时，将其侄儿——世界著名解剖学、神经系统学专家李景昀博士的 3000 多册医学藏书从美国打包运抵厦门，无偿捐献给中山医院，创建了中山医院景昀图书馆，使中山医院的青年医师能够汲取到国际医学界的养分。"①

在厦门中山医院艰苦紧张的复办岁月中，李尚大先生竭尽全力地支持着厦门中山医院的发展与建设，并不惜全力发动他自身的人脉和资源，推动着厦门中山医院的复办进程。邹爱东说："他想方设法帮助中山医院，并且和他的弟弟李陆大，亲戚吕振和、吕振万等慈善家一起，从各方面资助和支持厦门中山医院。"②

"谓其心忧，又谓其何求"，李尚大先生亲眼见证了厦门中山医院的茁壮成长，为厦门中山医院的点滴进步而由衷喜悦，也为当时厦门中山医院亟待提升的医疗体制忧心。一座医院要长远发展，人才是核心，而当时厦门中山医院医护人员的待遇不尽如人意，因此，李尚大先生想尽办法提供支持。恰逢厦门中山医院基金会遇到困境，李尚大先生及其弟每人一次性慷慨资助 30 万元，支撑起了厦门中山医院基金会发展的关键阶段。

在邹爱东的记忆中，李陆大与李尚大两兄弟性格不尽相同，却同样是乐善好施的君子。行文至此，我们不妨将时间线稍微往回拉，以期对李陆大先生的仁善品行建立起更为立体的感知。

20 世纪 90 年代，随着厦门中山医院大刀阔斧的建设进程，"高

---

① 任镜波，等 . 纪念李尚大 [M]. 厦门：厦门大学出版社，2009：224.

② 任镜波，等 . 纪念李尚大 [M]. 厦门：厦门大学出版社，2009：224.

楼平地起"是那一时期真实的写照。1995 年，厦门市卫计委批准厦门市中山医院制剂楼建设。根据预算该项目需要人民币 500 多万元，但厦门市政府只能拨出 300 多万元的建设资金，其余的费用只能靠医院自己解决了。面对着这道"资金坎儿"，邹爱东与高墀岩联系了当时正在香港的李陆大先生。

李先生非常爽快地答应了筹措资金支持医院制剂楼建设的要求，要我们做出详细计划，他会把报告提交给公司董事会研究。以后他又通过老朋友香港厦铃公司董事长林菊村先生详细地了解制剂楼建设的可行性，林菊村董事长建议采取合作经营的方式来帮助中山医院。①

1995 年 8 月，李陆大对于资助建楼给予了积极回应，邀请邹爱东与高墀岩赴香港讨论关于试剂楼建设方案和筹资计划，并最终敲定了以合作投资经营制剂楼的方式参与项目建设。邹爱东提及当时在李陆大先生的办公室中，李陆大先生的一番肺腑之言："支持该项目是完善医院建设的重要举措，我一定尽力而为……我考虑同意中山医院制剂楼建设的 500 余万资金中，除厦门市政府投入 305 万元外，香港和声有限公司可以投资 250 万元（按进度分期投入）形成中外合作经营模式。但本人承诺所投入的部分，扣除成本外，收益部分不再返还公司，而是全部用于提高厦门中山医院员工的福利待遇及支持中山医院医务人员外出培训、进修学习、困难补助。希望邹书记回厦门后尽快向市有关部门汇报，并拿出切实可行的计划，认真抓好落实。"②

---

① 厦门中山医院原党委书记邹爱东口述，记录时间：2023 年 5 月。
② 厦门中山医院原党委书记邹爱东口述，记录时间：2023 年 5 月。

感怀不已的邹爱东抵厦后，即刻草拟了合作协议。为表达对李陆大先生的感激之情，中山制剂中心拟以李陆大先生之子李振羽先生的名字命名为"厦门中山医院振羽制剂中心"。在内外合力之下，制剂楼终于顺利竣工投产。对于自身的利润所得，李陆大亦践行承诺，成立了专项善款基金，用于激励厦门中山医院的医疗团队。而长此以往，李陆大与其兄长李尚大每年给厦门中山医院的医护人员发放福利，也成为他们的惯例。

除此之外，1989 年荷兰籍华人林锡耀博士向厦门中山医院捐赠了一台西门子 1000 毫安 X 光机，1992 年侨胞许自钦先生捐建的"敬贤苑"奠基……华侨之光，自始至终辉耀着厦门中山医院的发展进程。

"千淘万漉虽辛苦，吹尽狂沙始到金。"共荣着厦门特区的前行步伐，厦门中山医院亦在摸索中砥砺奔跑，而一路相携擎举着厦门中山医院发展的各方有识之士，他们怀揣着对厦门中山坚定不移的信任，不断慷慨无私地援助，犹如一道道璀璨的高光，照亮了厦门中山医院浩瀚的医学长空。彼时的厦门中山医院也终于在这磅礴聚力中璀璨绽放，奔向前方那个愈加清晰明朗的未来——新中山时代。

第二节 进阶｜跻身三乙谋新篇

【01】内外兼修，塑高远大院气魄

如果说 20 世纪 80 年代是厦门中山医院夯基垒台、立柱架梁的蓄势期，进入 20 世纪 90 年代的中山医院显然已踏入行稳致远的发展起点。它已如红日初升的晨曦，光芒四射。揭开时间的一隅，

《厦门市卫生志（专业志）》清晰记载着 1990 年厦门中山医院的发展状况：

1990 年，临床科室设有：病床内科 90 张、外科 90 张，妇产科 50 张、儿科 40 张、五官科 35 张、中医科 25 张、神经内科 40 张、康复科 45 张（含外宾及高干），另设有急诊科、注射室、手术室、营养室、供应室、麻醉科。医技科室有：检验科、病理科、放射科、CT 室内、药剂科、物理诊断科（包括心电图室、超声波室、内窥镜室）、理疗科（包括针灸理疗室等）。[①]

截至 1990 年末，"病床编制 415 张，实际开放 410 张，病床使用率 88.86%；病房年周转率 21.39 次；平均住院天数 14.95 天；实际开放总床日 148640 床日；日平均门诊 793 次，日平均急诊 84.86 次；住院病死率 1.46%。1990 年，全院业务收入 799.87 万元，业务支出 774.4 万元。"[②]

这一年的人员情况，"1990 年末，全院职工 535 人，含卫生技术人员 374 人，其中主任医师 1 人、副主任医师 22 人、主治医师 35 人。"[③]

至 1990 年，崭新的病房大楼、康复大楼、护士宿舍楼已然落成，新的门诊楼也即将竣工。科学有序的管理模式，清晰明确的奋斗目标，日臻完善的学科规模，拔地而起的医学大楼，这一切昭示着厦门中山医院正以平稳而矫健的步伐前行着。

---

① 厦门市卫生志编纂委员会.厦门市卫生志（专业志）[M].厦门：厦门大学出版社，1997：62.

② 厦门市卫生志编纂委员会.厦门市卫生志（专业志）[M].厦门：厦门大学出版社，1997：63.

③ 厦门市卫生志编纂委员会.厦门市卫生志（专业志）[M].厦门：厦门大学出版社，1997：62.

　　至于稳健节奏背后的支撑力量，首先要溯源到厦门中山医院自1989 年开始，一以贯之践行与坚持的党委领导下的院长负责制。

　　调整视野的焦距，放眼彼时厦门的医政管理体制，《厦门市卫生志（专业志）》如此记载："自 1984 年起，在改革试点的基础上，厦门各医院实行（院、站、校、所）院长责任制，党委对医院起保证监督作用，对思想政治工作全面进行领导，对干部工作和医院重大问题提交党委集体讨论决定，对中层干部实行聘任制。"①

　　顺应着厦门市卫生系统的医政管理体制，厦门中山医院已逐渐迈入发展的正轨，时任院长钟国全认为，"此时的厦门中山医院迫切需要建立正式的党组织"，1989 年，中共厦门中山医院委员会应势成立。12 月 11 日，经中共厦门市卫生局委员会批准，成立中共厦门中山医院委员会，由邹爱东、陈治卿、张鸿源、袁登钰、黄德良等五位同志组成，邹爱东同志任党委副书记。原厦门中山医院临时党支部同时撤销。

　　这一年的邹爱东 39 岁，刚刚从龙岩第二医院党委书记的任上调来厦门中山医院。干部选拔年轻化是当时特区的号召，年轻的邹爱东是厦门市卫生局在全省范围内精心选拔的干部，也是来接受这座全新医院的考验的。作为厦门中山医院复办后的第一任党委书记，邹爱东在这个岗位上倾注了 20 年光阴。见证也参与创造着厦门中山医院的辉煌。而正是这一以贯之坚持党委的核心作用，坚持发挥党支部的战斗堡垒作用，坚持党员的先锋模范作用，这一阶段厦门中山医院的各项大政方针方得以连贯推进，走出了一条卓有成效的高速发展之路。

　　"文化是医院发展的灵魂，而文化的发展需要长期的锤炼，我

----

　　① 厦门市卫生志编纂委员会.厦门市卫生志（专业志）[M].厦门：厦门大学出版社，1997：89.

们要有目标地去提升与升华它。"① 梳理着厦门中山医院一路行进的脉络，邹爱东清晰地感知到：前行至此的厦门中山医院，走过战时的硝烟、历经过时代的殇痛，而至今仍得以在时代风华中劈波斩浪，离不开一代初创者们赋予厦门中山医院的精神之光。中山医院永远不能失去高贵厚重的中山精神。时代行进于斯，后来者们应把这薪火相传的精神之源激活，中山精神应该成为中山儿女心中永远燃烧、经久不息的火焰，这是中山人内化于心的永恒动力。

以党委核心领导为驱，邹爱东将文化建设的坚定信念深耕在心中、践之以行动。1990 年，厦门中山医院首届职工代表大会在医院大礼堂召开。在这次大会上，厦门中山医院创造性地提出了"三年打基础，五年创特色，十年争一流"的发展规划。在当时，哪怕是放眼全国，都很少有医院如此明确地提出这样的发展规划，这一规划理念的详细内容见诸《厦门中山医院建设发展规划和实施方案》。

目标鲜明的精神旗帜调动起了全院所有人前所未有的激昂斗志，"中山"成为烙印在每个中山人心中的荣耀徽章，"院荣我荣，院耻我耻"成为这一群体的共识与理想。"所有人的心中涌动着想做实事的激情，一门心思地要把起于微时的中山医院做成一家了不起的大医院。"② 邹爱东如是说。

源自精神的力量有时是无穷的。1994 年，在厦门中山医院第二届职工代表全员大会上，《医院三年（1994—1996 年）发展规划及实施方案》出炉，也是在这次会议上，凝练出了"医院精神"——团结、敬业、求实、创新。它是中山人奋斗的缩影，也是全新的号角。弘毅着雄浑的高远气魄，厦门中山医院的壮阔征程有了更为坚定的节拍和铿锵的律动！

---

① 厦门中山医院原党委书记邹爱东口述，记录时间：2023 年 5 月。

② 厦门中山医院原党委书记邹爱东口述，记录时间：2023 年 5 月。

【02】谋篇布局，进阶三乙

拖动厦门中山医院在 20 世纪 90 年代发展的时光进度条，我们会更加感慨于中山医院对自身发展节奏的精准把控，此时的厦门中山人已然将仰望星空的浪漫内化为脚踏实地的"求实、创新"，他们以彪炳显赫的成绩兑现了"三年打基础、五年创特色、十年争一流"的发展目标。强科、引才、建制，终而交融铺就成一条敞阔的进阶三乙之路。

强科、兴科，以及特色科室的打造之路，是任何一家强大医院发展的必经之途，同样也是中山进军三乙的必经之路。翻开厦门中山医院原院长王礼铭所作《贵在务实，重在建设——厦门市中山医院创三级医院工作汇报》，便可对厦门中山医院当时的科室发展现状一览无遗：

医院在神经内科、神经外科、创外科、肝胆外科、眼科、耳鼻喉科、康医学和老年病诊治等方面形成特色，在开展脑血管病诊治、脑肿瘤手术、脑立体定向手术、各类骨科手术、角膜移植术、人工晶体植入术、全喉切入再造术、鼻咽癌早期诊断、肿瘤综合治疗、心肌梗塞及心律失常的治疗，现代生物工程技术的临床应用，医学影像诊断、老年病康复研究、围产医学、优生优育医学等方面在全市居重要地位。①

追赶着经济特区一日千里的奔跑节奏，厦门中山医院迎面拥抱拥有无限可能的黄金年代，迸发出如同百家争鸣般的繁荣气象。层出不穷的特色科室，争先恐后地抢占着厦门乃至福建省的医学高

---

① 厦门中山医院原院长王礼铭.贵在务实，重在建设——厦门中山医院创三级医院工作汇报 [G].内部资料.

地，镌刻出属于中山的辉煌印记。

感知着时代的脉搏，顺应着越来越多老年病患群体的医疗健康需求，1994 年，厦门中山医院开鹭岛之先河，率先在厦门成立老年科，"从而揭开了为老年人这个庞大的、脆弱的、多病共存的特殊群体服务的序幕"。

厦门中山医院原副院长陈治卿正是老年科的学科带头人。改革开放让中国经济迈入一个史无前例的发展快车道，"老龄化"也演变成一个全新的社会话题。站在厦门中山医院的偌大平台上，陈治卿关注着老年医疗卫生保障事业，并在这一领域倾注了深耕厚植的努力。她曾深入抽样调查 1028 位厦门离退休老人的生活与健康状况，并形成了系统性的报告——《1028 名离退休老人：社会、心理、健康调查报告》；瞄准领域前沿高地，她还专程奔赴香港深造。

1994 年，在厦门市政府的支持与厦门中山医院的不辍奋发下，厦门中山医院老年科正式成立，同年开放老年科门诊及病房。为提高老年病的医疗诊断水平，厦门中山医院重金购置了美国进口的 DXA 双能骨密度仪；当时这种仪器在全国仅 6 台，厦门中山医院是第 7 台。而后，厦门中山医院竭尽全力地将这项领跑技术惠及厦门市民，并且毫无保留与医学界同行进行分享交流。厦门中山医院曾连续 10 年开办全国骨质疏松新进展讲习班，邀请全国各地名专家来厦讲学，受益医务人员高达数千人次。

1995 年 4 月 11 日，厦门市政府及卫生局正式批文，批复了中山医院成立"厦门市老年病康复研究所"，具体批文如下：

市卫生局：你局厦卫政〔1995〕033 号报告收悉。为加强我市"老年医学"的研究工作，促进和完善我市老年社会保障和卫生保健体系，经研究同意在市中山医院增挂"厦门市老年病康复研究所"，所需人员编制由市中山医院内部调剂解决。①

老年科虽只是厦门中山医院科室辉煌的一隅，但足以折射出厦门中山医院发展的多姿多彩。这项首开先河的纪录一直领跑并延续至今，截至目前，厦门中山医院老年病康复研究所仍然是厦门独一无二的"首家"，是专属厦门中山医院的学科高光。兑现这一高光时刻，厦门中山医院刚好用了五年，不多不少，完美地契合了"五年创特色"的发展目标。

一路奔跑，一路收获。科室的繁荣气象，呼唤着高层次的人才助推力。20世纪90年代初的厦门中山医院，在福建省首开引进医学博士的先河。1993年，厦门中山医院引进第一位神经内科博士童绥君，同年引进了护理学本科生韩秋英。而后在柔性引进以及境外专家的引进等方面，厦门中山医院均以豪迈的步伐领跑省内。也是同时期，厦门中山医院在科教兴院、医教相长的发展之路上开始了循序渐进的探索。厦门中山医院的领导班子在心中描摹着中山的蓝图：当前世界上最好的医院几乎无一例外，都是名校的附属医院。未来的厦门中山，必然是要沿着"医教研防"四位一体的发展路径，跨入大学附属医院的门槛。于长远，这是厦门中山医院完成进阶使命的最佳路径；于历史，这是厦门中山医院根植于身的宿命，因为中山的成型发展，本就与厦门大学同出一脉、息息相关。但几经坎坷波折的厦门中山，要完成这一使命尚且需要一个循序渐进的过程。

邹爱东回忆起这段历程，仍然感慨万千："最早的时候我们不敢奢望，但厦门中山医院要成长为一所合格的三甲医院，一定是依

---

① 厦编办〔1995〕004号文件《关于市中山医院增挂"厦门市老年病康复研究所"问题的批复》.

靠医教研防四位一体的带动，把教学和科研结合起来才称得上一家完整的附属医院，才能跻身到全国顶尖的医院群。"①

此时的厦门中山医院，距离这样的顶峰似乎遥不可及。然而中山人的骨子里永远涤荡着"求真务实"的精神，笃正求实、久久为功，将看上去高不可攀的目标分解为脚下踏踏实实的步伐，再高远的梦想终究有一天会抵达！

抱定这样的目标，1992 年，"在只有 400 来张病房规模时"，厦门中山医院的领导班子就主动联系到福建医科大学，提出了医教相长的主张：让福医大的实习生来到厦门中山医院的平台实习，由中山医生亲自带教实习生。通过这一双向互动的广阔平台，医学实习生能够深入实践，中山医院搭建起了筑巢引凤的平台。当然，这一举动也对厦门中山医院的医生们提出了更高的要求：医生不能只做"开刀匠"，带了学生后，对老师自身也是一种促进。

1992 年，厦门中山医院正式成为福建医科大学教学医院；自 1993 年开始，每年有 20 余名福医大实习生到中山实习。1998 年，厦门中山医院成为福建医科大学医学检验专业临床教学基地，福建医科大学发文如下：

为加强高等医学检验专业的临床教学工作，进一步提高教学质量，适应我省卫生事业发展的需要，经省卫生厅、福建医科大学共同研究，决定在厦门市中山医院建立福建医科大学医学检验专业临床教学基地。教学基地实行一套班子，两块牌子，原领导体制和隶属关系不变。②

① 厦门中山医院原党委书记邹爱东口述，记录时间：2023 年 5 月。
② 闽医大综〔1998〕54 号文件《关于厦门市中山医院建立医学检验专业临床教学基地的通知》。

这一年，厦门中山医院医教相长的发展之路固然刚刚启程，但冲刺厦门大学附属医院的目标就像蒲公英的种子，播散蔓延，根深蒂固。而后几年，借助厦门市心脏中心建立的契机，厦门中山医院再次乘风借力，随后在心血管领域深耕厚植出繁茂的成果，而这均属后话了。

如果回头审视与复盘当时的厦门中山医院，我们基本上可以给予这样一个中肯的评价：20世纪90年代中期的厦门中山医院，已初具一座大型医院的风范了。厦门中山医院从初创伊始，它的血统里涤荡的便是宏大的规划，征程的目标是更为浩瀚的长空。

回头看，历经数载艰苦重启，谋篇布局，此时的厦门中山医院可谓"风帆劲满正当时"。突破桎梏、争创三乙在1995年成为厦门中山医院最重要的议程。

这在当时同样是一个艰苦而大胆的选择，厦门中山医院原院长王礼铭在《厦门市中山医院创三级医院工作汇报》中这样阐述：

> 我院是一家复办重建不到十年的年轻医院，在这样一个底子薄、基础差、不完善的状况下，创建国家三级医院，其中的艰辛和困苦是难以想象的，几年来我们经历了困难与挑战，饱尝了酸甜苦辣，一步一个脚印，走出了以创建国家三级医院为目标，以加快医院基本建设为基础，以加强医院内涵建设为重点，以强化医院管理为手段，以提高职工素质为动力的创建之路。①

寥寥几语，也许道不尽当年的艰难困苦。于创办年龄而言，厦

---

① 王礼铭.贵在务实，重在建设——厦门中山医院创三级医院工作汇报[G].内部资料.

门中山医院此时已走过半个多世纪的沧桑世事；但从复办的起点再启征程，厦门中山医院仍然是年轻而稚嫩的，架构虽然搭建起来了，方方面面还需要不断完善扩充。艰难困苦，玉汝方成，一路前行的厦门中山医院，哪一步又不是竭尽全力呢？更何况，进阶三乙医院的布局，是厦门中山医院早早筹备的一次长跑，早在 1990 年便开始了前期准备。王礼铭在工作汇报中，详细记载着：

1990 年，医院先后派出业务院长、院办主任、医务科长赴北京参加卫生部举办的《医院分级管理学习班》，为创建等级医院做了前期的准备工作。

1991 年，我院又借鉴山东省医院分级管理评审的资料和经验，组织医院职能科室负责人进行学习和研究，做牢一些基础性的工作……①

1993 年 7 月 21 日，一支由厦门中山医院领导班子组建的等级达标小组成立，小组由院长王礼铭担任组长，院党委书记邹爱东担任副组长，其他成员也均由院领导和部分科室负责人组成。下设达标办公室，由林伟楠副院长任达标办主任，并设立了医疗、护理、行政、后勤、医院感染和质量控制、医德医风等六个小组。各条块之间展开了齐抓共管的协作，仅是 1993 年一年，"创三级医院院长专题办公会就开了 32 次，解决了全院性协调问题和重要难题 106 项"。②

1995—1996 年，三级医院的评审工作进入了冲刺阶段。厦门中

---

① 王礼铭. 贵在务实，重在建设——厦门中山医院创三级医院工作汇报 [G]. 内部资料.

② 王礼铭. 贵在务实，重在建设——厦门中山医院创三级医院工作汇报 [G]. 内部资料.

山医院时任副院长陈治卿形容这段历程是"几十种制度要上墙，行政、机关、临床各种讨论记录都要看本本"。[1] 800 张以上床位是三乙评审的硬性门槛，1993 年厦门中山医病床数量为 500 张，到 1997 年病床数量配置抵达 800 张，在基本硬件匹配上一次性达到了标准。

轰轰烈烈的三乙评选战役在全院打响，陈治卿对当时那段如火如荼的筹备时光依然历历在目。当时，年轻的厦门中山医院汇聚了全国大约 50 家医院调度而来的职工，大家习惯不同、认知各异，此时却被共同的使命汇聚成了一股强大的合力：冲三乙！

如今赫然屹立于福建乃至全国医学前沿的厦门中山医院，当年面对三乙的评审，大家从查房时医师的站位到护士长要准备的"九大件"，从外科换药时打开消毒杯盖到摆放镊子……所有人抱着空杯心态，如实习生一样紧张有序地从头学起。有人在慌乱之中操作闹出不少笑话，但团体间相互勉励的积极氛围一如既往。

日积月累的成果，循序渐进的努力，数百个星光不负的日夜奋斗，1996 年厦门中山医院成功进阶三乙梯队，厦门中山医院被授予"国家三级乙等"医院，时任厦门市副市长王榕和福建省卫生厅厅长魏忠义亲自授牌，厦门市卫生局局长朱玉珍、副局长林济国，福建协和医院副院长廖崇先也出席了授牌仪式。

翻开王礼铭院长当年的创三级医院工作汇报，奋进与昂扬的气息力透纸背——

等级达标工作是一个巨大的系统工程，医院建设和管理也是一个巨大的系统工程，今天的等级医院评审对我们的工作是一个巨

---

[1] 厦门中山医院原副院长、老年科主任医师、终身教授陈治卿口述，记录时间：2023 年 5 月。

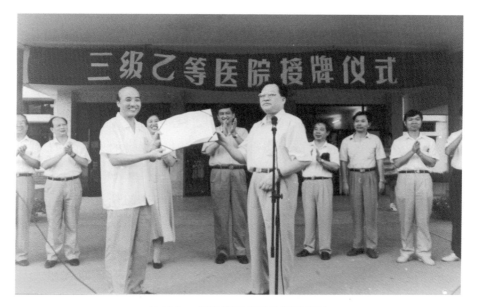

1996年，医院获三级乙等医院授牌

大的促进，也是今后发展的新起点。我院的等级达标工作从开展至今，历时两年零六个月，其间克服了无数的困难，付出了巨大的努力。艰难困苦，玉汝于成。①

此时的厦门中山医院俨然从山脚攀爬到了半山腰，跨入了一个全新的发展梯队，眼前的景象顿时一片豁然开朗，满目尽是五彩缤纷。憧憬着顶峰的"风景无限好"，厦门中山医院的步伐依旧稳健如昔。

回顾厦门中山医院发展史上的荏苒时光，汇聚无限可能的20世纪80年代，就像一个承上启下的时空原点：往前追溯，厦门中山医院承载的是厚重、沧桑，是"天下为公"的担当；而穿越时空隧道向未来展望，虽不乏步履多艰、行道亦难，但艰难困苦终有

---

① 王礼铭.贵在务实，重在建设——厦门中山医院创三级医院工作汇报[G].内部资料.

尽，时代的厚爱与重重机遇如期而至，随着千帆竞发、百舸争流的特区发展大潮，厦门中山医院带着"轻舟已过万重山"的洒脱与豪迈，如鲜衣怒马的少年一般驰骋逐梦。

我们当然会歌颂厦门中山医院走过的、孕育与萌生出"改革开放"精神的伟大时代，而同样铭记在我们心中的是源自厦门中山人勇立潮头、矢志不移的奋斗姿态。离开了时代背景的设置，真实的感同身受似乎已成为后来者们的某种情愫，但打开经年史料，无论是缜密的数据记载，抑或昔日前行者们坚韧不拔的拓荒之举，都会令我们对 1980 年筼筜湖畔升腾起的中山风华心驰神往。

世事变幻，道阻且长，经历过战火洗礼，体验过时代之殇，不变的是心之所向，厦门中山医院终究在这个大开大合的时代里，凭借着"遇山开路、遇水架桥"的朴拙心态，一路披荆斩棘，起高楼、兴科室、引人才、医教研防四位一体，终而交融奏响了高亢的三乙梯队进阶长歌。

燃烧着热血，擎举着激情，"要做事、要发展"成为那一大时代下，所有厦门中山儿女共同的理想。这意气风发的景象，又何尝不是厦门经济特区医疗发展风貌的缩影？厦门经济特区的局面走着走着就打开了，厦门中山医院也走着走着就看到了晨曦。此时的海平面上，新世纪的曙光已冉冉升起，那将是厦门中山医院另一段写满高光时刻的岁月。

第五章　新世纪·新开局·新步伐
（2000—2012年）

新世纪的璀璨烟花遍布天空，人们欢呼着、簇拥着，敞开怀抱迎接崭新的21世纪。新世纪的曙光辉映着中华民族的壮志雄心，所有的人和事，都带着十二分饱满的情绪，踏向波澜壮阔的新未来。泽被着举国升腾的光耀，历经复办不过短短20载的厦门中山医院，这时就犹如被打通了任督二脉，气势恢宏地开创出了一段史无前例的发展高光期。彼时的厦门中山医院，俨然一位得天独厚的医界骄子，实力、口碑、声望、荣誉日渐攀升，以至于历经者们再去品读这段历程，无一不是同声感慨："那是厦门中山医院发展进程中一段激情燃烧的岁月，每位中山人的心中都怀揣一个宏大的目标。"①

新世纪，新开局，新步伐，自复办重新起步到步入高光的发展快车道，厦门中山医院20载的深耕厚植终而在新世纪开局迎来井喷式爆发。无论是在医改大潮中的与时俱进、沉浮主宰，抑或以敢为人先之气魄，为海西打造了一座堪称奇迹的"心脏中心"；无论是遍布报纸大小头条的破圈成绩，抑或在非典、地震面前的大义与担当；更不要说让厦门中山医院发展蒸蒸日上的续缘厦门大学、进军三甲方阵等大手笔了，桩桩件件单列出来，每一项都称得上彪炳厦门中山史册的"大事件"。当浩瀚纷繁的诸多"大事件"同时代汇聚，如争流百舸、千帆竞渡，那是何其盛大而鼓舞人心的景象！

---

① 厦门中山医院原院长王效民口述，记录时间：2023年5月。

澎湃着对那一宏大世纪开局的怀念与憧憬，在这个篇章中，就让我们再次去寻迹厦门中山医院发展史上令人心驰神往的征程。

第一节 医改 │ 云涌星驰的医改大潮

时代潮涌迭起，没有任何人或事能够茕茕孑立，自成孤岛。

一本厦门中山医院发展记，半部厦门卫健史，厦门中山医院始终与厦门发展共荣相随。时代之力，犹如推动厦门中山医院翻涌奔腾的澎湃大潮，积蓄点点星火，终为磅礴力量。进入千禧年后，在厦门乃至在全国范围内此起彼伏的医改热浪，拍打着特区瞬息万变的土地，在新世纪之初，云涌星驰一般推动着厦门中山医院前行于其中，深深影响着厦门中山医院，也成为我们回望这段岁月时，终究绕不开的一个重磅话题。

中国医改何以会在千禧年呈如火如荼、方兴未艾之势？当我们抚平这段历史褶皱，试图简单还原一下自改革开放以后我国医改的进程路径，以对厦门中山医院所处偌大的时代背景有着更为直观的感知，我们会发现——

中国的医改进程称得上"长路漫漫，上下求索"，但自始至终要解决的主题都如同指北星一般永恒，定格在解决"人民群众看病难、看病贵"的民生上。

单看近30年的进程：20世纪80年代改革开放初期，医疗资源和同时期定量配给的物资一样，极为有限。有限的医疗资源，只能流向2亿城市居民，8亿农民基本处于"无医保所怙"的境地。时间推进至20世纪90年代，中国的经济体制历经了摸索与重塑的阵痛，"90年代中期，民营经济兴起，原有的集体经济格局根本改变了。于是合作医疗卫生体系纷纷解体"。① 失去了基层医疗机构作为疾病治疗的第一道防线，门诊的病人只能全部挤到医院去寻求医疗资源。自此，"城市中的大医院、综合医院、专科医院，承受了空前的压力"。② 为了解决各大医院诊室门口人头攒动的排队长龙，"中国的城市医院从此进入了大建设、大扩张、大贷款时期。中国的医院也从此进入了大处方、高收费、大发展时期"。③ 相伴而来的，还有 20 世纪 90 年代中后期在医改中高举的市场化旗帜，此时民营资本顺理成章地登堂入室，成为全新形势下流向各大医院的全新活水，滋养着彼时因中央财政不足而造成的医疗资源短缺。医改的市场化大潮一直翻涌到 2003 年，"非典"的突如其来改变了医改发展的路径，医保体系的完善让公立医院自此迎来了辉煌的黄金发展期。寥寥几语，虽无法完整呈现中国医改的进程，但终究可从中一窥其发展脉络，从而对厦门特区及厦门中山医院在其中的发展走向有着更为清晰的了解。

《厦门日报》2009 年 1 月刊载的一条整版报道《健康一路同行惠及厦门万家——厦门卫生系统改革开放 30 周年发展纪实》这样写道：

在改革开放的伟大实践中，厦门市医疗卫生事业以其独具特色的创新发展和开放进步，构成了厦门经济特区改革开放的重要内涵，逐步形成了符合厦门实际的卫生发展道路和发展模式。④

---

① 朱幼棣 . 大国医改 [M]. 北京：世界图书出版社，2011：40.

② 朱幼棣 . 大国医改 [M]. 北京：世界图书出版社，2011：41.

③ 朱幼棣 . 大国医改 [M]. 北京：世界图书出版社，2011：41.

④ 健康一路同行　惠及厦门万家——厦门卫生系统改革开放 30 年发展纪实 [N]. 厦门日报，2009-01-15.

如椽巨笔下的宏观总结，其蕴藏的信息可谓言有尽而意无穷，厦门卫生体系 30 年的发展成就尽皆囊括其中。

2000 年开始，厦门将特区的基因深入医疗领域，走出了一条符合厦门实际的卫生改革发展道路和发展模式，多项改革措施成为中国医疗制度改革的鲜活蓝本。2001 年 12 月 21 日，时任福建省省长习近平视察厦门中山医院。"让百姓及时、公平地享有医疗卫生资源"成为愈来愈响亮的时代强音，在厦门医疗界也激荡出有力的回响。2003 年，厦门市政府表态，"用 3 年时间，投入 10 亿元，对医疗卫生资源重新布局，打造闽西南医疗卫生中心，以适应建设海湾型城市发展的需要"。① 彼时的厦门政府，显然对卫生事业的发展规划早已突破了城市的桎梏，而把辐射范围瞄准了更为广阔的闽西南区域。

2004 年，厦门市卫生局再度定调了这条全新的恢弘发展脉络："把厦门定位为闽西南医疗卫生中心，优化和科学配置卫生资源，推进医疗机构属地化管理。"而对于实现这一医疗的途径，厦门卫生局也给出了一条明晰的通达路径，"推进符合厦门市实际的医院集团化发展，实现医疗卫生事业发展的规模效应"。②

这是厦门市政府往医疗领域注入了一针强心剂，是基于当时的实践严格把关了剂量的。脱离时代背景，我们不再去评论与赘述当时医疗市场化的科学与否，只是单就这一时间进程中厦门医疗的发展成绩来作评估：市场化操作犹如有力的引擎，在那一时期，"让大医院遍布大厦门"已然不是一句励志的口号，而是理想照进了现实。截至 2009 年，"厦门医疗卫生资源总量翻了 3 倍多，医院床位

① 厦门大医院重新布局 [N]. 健康报，2003-12-14.
② 厦门大医院集团模式抢地盘 [N]. 东南快报，2004-12-30.

数近万张，人均期望寿命达 76 ～ 79 岁"。①

一言以蔽之，这是厦门医疗卫生事业在大胆探索新模式、不断解锁新成就的跨越式发展期。

在这规划偌大的医疗卫生棋局中，在遍布"大厦门"的"大医院"中，厦门中山医院自然是极具分量的存在。

厦门中山医院这种"分量感"，实则是一个内力与外力相互助推的效果。所谓"内力"，自当是源自厦门中山医院骨子里做大做强的"野心"。在过往史料中，我们不应该忽视这样一个细节。

2001 年，厦门中山医院曾经改过一次院名：从"厦门市中山医院"改名为"厦门中山医院"。当时中共厦门市委机构编制委员会批文内容如下："根据厦门市人民政府专题会议纪要〔2001〕85 号精神，同意厦门市中山医院更名为厦门中山医院。更名后，其隶属关系、人员编制、经费渠道等体制不变。"② 院名一字之差可谓微妙至极，厦门中山人的勃勃雄心已然伏笔其中。本是"市"一级的医院，现在去掉一个"市"字，"厦门"成为一个地名，意味着厦门中山医院不再桎梏于城市边界的束缚，奔赴全国强院之林的鸿鹄之志已不言而喻。

外力的助推同样不可忽视，厦门市政府对于城市医疗布局有着全新的思维。

厦门市卫生局在推进医院集团化发展之初，便明确了"将重点扶持包括厦门中山医院在内的大医院"③。随着"海湾型城市医疗新格局"的概念被赫然提出，并反复出现在各大报纸头条上，截至

---

① 健康一路同行.惠及厦门万家——厦门卫生系统改革开放 30 年发展纪实 [N]，厦门日报，2009-01.

② 厦委编〔2001〕020 号文件《关于厦门市中山医院更名为厦门中山医院的批复》。

③ 厦门民营医院：祭出最后撒手锏 [N]. 东南快报，2004-12-30.

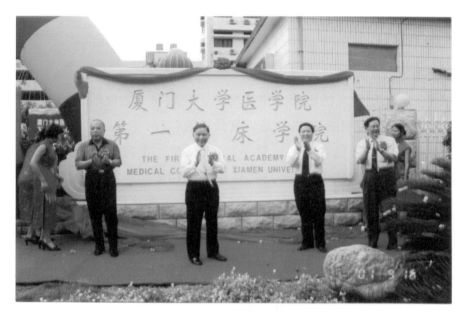

2001年，厦门中山医院成为厦门大学医学院第一临床学院

2004年，厦门中山医院与第一医院、第二医院、中医院等大医院构成了厦门医疗发展的龙头，便遵循着厦门市政府"借鸡生蛋、借梯上楼"的医疗结构优化战略，使厦门岛外的医疗资源在短时间内得以布局，构建出了海湾型城市医疗格局的雏形。

这里，有必要对所谓"借鸡生蛋、借梯上楼"政策做一简单着墨。

岛城厦门内外资源发展不平衡的问题由来已久，当时的医疗资源分布问题也是如此。而要从海岛型城市迈向海湾型城市，医疗资源的均衡亦是众望所归、千呼万唤。按照最直接的思维，那就意味着要大刀阔斧在岛外起高楼、盖医院来填补岛外的医疗空白。但形成一座规模相当的医院，至少需要15年时间。而当年厦门卫生系统改革的主线诉求是：短时间内提高厦门卫生事业发展总体水平，在一个更高的平台上服务全市经济社会发展。这就意味着，厦门需要以一种更为短平快的形式抵达"海湾型城市医疗新格局"的轨道。

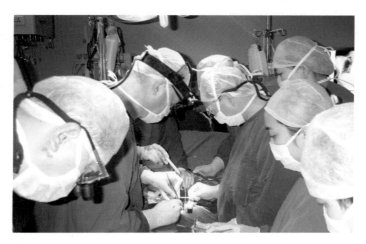

2002年，廖崇先教授与美国专家联合开展心脏搭桥手术

以岛内的头部医疗阵营拉动岛外，快速进行资源整合、合并，这是当时厦门卫生系统的破题思路。自此以后，厦门岛内外医疗资源开启了大合并、大整合时代。关于厦门医疗界这段风云涌动的岁月，当年的各大报纸头条甚至以剑气呼啸的"医界江湖"来戏谑描述，意在诠释在彼时的政策环境下，各家大医院竞相出招、抢夺发展先机的益然气象。

2004 年，诚然也是医疗资源整合的丰硕之年，这一年，各大医院捷报连连：第二医院合并了集美医院，第一医院兼并杏林医院，厦门中山医院则合并了厦门铁路医院与厦门市第一门诊部。其中，厦门铁路医院彼时刚划归厦门市管理，经营规模较小，对其合并属跨行业兼并。第一门诊部我们曾在前面篇章中提及，位于厦禾路与后滨路交界处，原为厦门中山医院门诊部所在地。在厦门市卫生局下发的文件中，可以看到昔日有关市第一门诊部并入厦门中山医院的通知——

"根据《厦门市人民政府关于同意厦门市第一门诊部并入厦门中山医院的批复》（厦府〔2003〕286号），为推进合并工作顺利进行，现就有关合并事项通知如下……"① 整体通知中，详实规定了干部人事关系的移交，即在2003年11月17日前完成基本的人事移交；并详细规定了财务和资产合并事项。

医疗资源大开大合的重组，为厦门带来了立竿见影的成效。正如预期状态，岛外医疗资源宛如一夜之间"千树万树梨花开"，缓解了广大市民看病难就医难的问题。站在"巨人"的肩膀上，小医院的活力得到激发，而大医院站在了更为无垠的市场中，"业务总量开创了历史新高"。2004年《东南快报》刊载着当年各家医院的数据："从合并效果看，多家大医院业务总量创历史新高，中山医院、第一医院超3亿元。第二医院也有历史性突破。"②

在巨大的医疗成绩面前，厦门向着"人人享受基本医疗卫生保健"的目标靠近。各大医院在全新的医疗版图重组战局中枕戈待旦，须臾不停地求新招、谋奋进。比如，中医院当时谋求打造特色专科、走品牌出圈战略，稳扎稳打地培植了一批填补省、市空白的重点专科项目。第一医院则另辟蹊径，走出了一条医院进社区、专家根植社区的下沉亲民路线。而厦门中山医院则在人才引进与设备的高精尖路线上加足了砝码。当时厦门中山医院年轻的院长王效民踌躇满志，提到"中山医院今年还将引进10至20名的国内顶级医学专家"。③ 在设备引进方面，更是彰显着厦门中山的"勃勃野心"：2004年年内，厦门中山医院还将添置电子CT、伽马刀、最新型核磁共振等一批大型高档医疗设备，给厦门带来"中山牌"高品质的

---

① 厦卫规财〔2005〕265号文件《厦门市卫生局关于市第一门诊部并入厦门中山医院有关事项的通知》。

② 厦门大医院：集团模式抢地盘 [N]. 东南快报，2004-12-30.

③ 厦门大医院：集团模式抢地盘 [N]. 东南快报，2004-12-30.

医疗服务体验。

突破之后，始知天高地阔，这是厦门特区历经实践后的灼灼真知，也是厦门卫生体系历经一系列敢为人先之举后的开阔眼界。千禧年以来，厦门在福建省是率先开展卫生投融资体制改革的。而在卫生体制改革成果中最闪亮的成就之一便是厦门中山医院外科大楼的兴建。

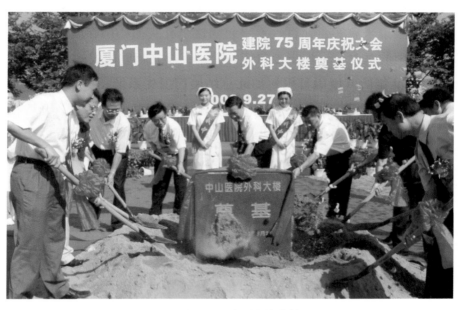

2003年9月，外科大楼奠基

一座外科大楼何以与卫生体制改革渊源深厚？因为这座大楼的建设资金，便是在厦门连续 3 年市属医疗机构资金缺口高达 3.1 亿元的背景下，厦门中山医院通过融资贷款兴建起来的。不得不说，这一思路带着鲜活的经济特区烙印。忆往昔，20 世纪 80 年代的厦门特区尚在探索前行时，当时的厦门领导班子便是采用国际借款这一"吃螃蟹"之举，解决了高崎国际机场的建设基金。把鲜活生动的投融资思维迁移到医疗领域，使医院焕活了自身的造血功能，厦门中山医院便成为当时医疗体制改革之下的一个生动样本。

一座敢率先"吃螃蟹"的大楼拔地而起后，"新的外科大楼把群众的需要放在第一位，改善了硬件条件，增大了住院容量，提高了服务水平，吸引了更多的病人前来就医"。① 中山医院也成为厦门市探索卫生投资的时代缩影。

2007—2008 年，随着国家医疗卫生政策改革的不断深入，厦门全市基层医院改造、医疗资源下沉社区往亲民为民的方向扎得愈来愈深、愈来愈实，让百姓看得起病这个朴实的心愿在厦门得以实现，厦门的医改，一步步走向新的道路，建立起厦门模式。

2009 年的《厦门日报》如此总结厦门卫生系统："改革开放 30 年来，厦门市卫生系统实现了多个具有里程碑意义的突破，开始在全国卫生领域占据一席之地。在重点大医院的兼并重组，成立集团化医院方面大手笔不断，更是投了近 40 亿元用于大医院的基础设施建设……在厦门市的各大医疗机构中来自外地的患者比例已经达到 30% ～ 60%，厦门区域性医疗卫生中心的功能和地位正逐步显现。"②

一如千禧年这个不同寻常的世纪开端，进入 2000 年的厦门卫生系统发展是值得大书特书的：不断完善的医疗格局，不断扩展的辐射影响范围，不断下调的药品价格，不断提升的医疗报销比例，兑现着不断增长的市民医疗需求。而又是何其有幸，在这风云际会的大发展时代中，厦门中山医院已然踏入了厦门龙头医院的发展格局，跟随厦门特区医疗事业的脚步，昂扬站在了代表闽西南医疗发展水平的前沿阵营中。这又是一个造就了厦门中山医院高光的时

---

① 突破始终天地阔——厦门市探索拓展卫生投资渠道纪实[N]. 人民日报，2004.

② 健康一路同行 惠及厦门万家——厦门卫生系统改革开放30年发展纪实[N]. 厦门日报，2009-01-05.

代，而厦门中山同样以砥砺之姿，建设着这一包容、变幻、多姿的
韶华年代。

第二节　高地｜海西奇迹"心脏中心"

在这个厦门中山医院发展成就灿若星河的时期，"厦门心脏中心"仍然是必须浓墨重彩铺展的存在。这是擎举着厦门中山人乃至厦门整体卫生系统之力，奉献给海西的一项医疗奇迹；它从厦门中山医院心脏学科的苍茫空白处起笔，短短十年时间便一跃而起，"成为国内发展速度最快、发展时间最短并且得到卫生部认可的心脏专科中心"。[①] 这又是一项在厦门市政府托举推动之下的大胆创新之举，是厦门创建医学学科品牌的首个打造试点。在此，我们将细致揭秘这座厦门心脏中心崛起的前世今生。

20世纪90年代的厦门中山医院，早已深植"医教研防"四位一体的理念，并且在1992年成为福建医科大学教学医院。打造厦门心脏中心的想法早在1996年便已开始酝酿筹划，并且和厦门中山医院坚定推进的医教相长的战略思维有着千丝万缕的关联。

20世纪90年代，改革的春潮在特区竞相涌动，医疗领域的破题之举自然也是此起彼伏。将厦门打造为横跨闽西南、辐射海西的医学高地，是厦门领导班子筹谋已久的一步棋。至90年代末，在厦门打造出一座心脏中心便是其战略中的重要一环。

那么20世纪90时代的厦门中山医院仍处于韬光养晦、厚积薄发的筹备期，而且当时所谓的"大心脏科"在厦门中山医院还是一片空白，"厦门心脏中心"又因何会落子中山医院呢？除了当时的

---

① 心血管病介入诊疗实行准入制 [N]. 厦门日报，2008-06-30.

市领导班子对厦门中山的爱护与支持，极为重要的一部分原因，是来自厦门中山医院背后爱国华侨的鼎力相助，这亦令人不得不感叹"中山"这面精神旗帜恒久而强大的感召力。

厦门中山医院原党委书记邹爱东提及这段往事，说道："李尚大先生对我们中山医院真是源自骨子里的情怀啊，对厦门中山医院非常支持。"① 当时，厦门中山医院得知厦门市要打造厦门心脏中心的消息后，认为这是一个难得的学科腾飞机遇。但当时在厦门，心血管专业发展最好的是第一医院，厦门中山医院在大心脏领域的底子着实薄弱。

一直密切关注着厦门中山发展的华侨李尚大在得知此事后，他不顾古稀高龄为厦门中山奔走，还联系到一位关键人物：澳大利亚墨尔本心脏中心主任林延龄博士。林延龄博士祖籍福建集美，又是李尚大先生同学的儿子，当时林博士在心脏领域已有很高的成就，因此李尚大先生为厦门中山极力争取这位顶尖人才。林博士在了解了厦门中山医院的发展诉求后，经过深思熟虑，提出了一个极具前瞻眼光的建议："扶持厦门中山医院打造一个心脏学科并不难，把医生送出国培训，或者他亲自执教助力打造科室都可以。但是厦门中山医院眼下的发展已然非一所医院自己的事情，而是肩负着为厦门打造一座影响国内甚至国际的心脏中心，显然这需要更长远的规划。"②

这是一次极具思想重量与前瞻战略的对话。林延龄博士直言不讳地提出，厦门之所以缺乏医学高地，根本原因是缺乏一座医学类高校的带动。几年后，王效民接任厦门中山医院院长时，亦提出了何其相似的观点：当前世界上最好的医院，仍然是一流大学的附属

---

① 厦门中山医院原党委书记邹爱东口述，记录时间：2023 年 5 月。
② 厦门中山医院原党委书记邹爱东口述，记录时间：2023 年 5 月。

医院。"做最好的医院"，这是厦门中山的格局与傲骨，而厦门中山显然也具备这样的底气。

引进专家、购买设备，能解一时之困；而长久之计，是需要引进高校教育作为源头活水，源源不断地引领带动。这场在某种程度上推动了厦门中山医院发展走向的"医界隆中对策"，直接促成了厦门中山医院加入厦门大学临床教学医院行列。

其过程当然并非一蹴而就，李尚大先生在其中起着重要的穿针引线的作用。当时厦门领导班子也是极力推动发展，敞开怀抱支持。历史的长河常常由因缘际会的细节连缀而成，如果顺着时光的脉络溯流而上，我们会记得，厦门中山医院成立的契机，便是源于厦门大学校主陈嘉庚与校长林文庆打造厦门大学医科和厦门大学公医院的初心，最终演变为厦门中山医院。我们也会记得，在 20 世纪 60 年代，厦门曾有一座厦门医学院，后来随着"文革"中断办学。因此在当时整个厦门的医疗教育领域，俨然一片荒漠。如今林延龄博士打造医学院的建议，立即激起了当时厦门市领导的强烈共鸣，这似乎也是历史的有意撮合，让前行者们夙愿得偿了。

厦门大学当时经手此事的是校长林祖赓与前任校长田昭武，厦门市领导、厦门大学以及厦门中山医院三方协商后，很快达成了共识，多方合力之下，1996 年厦门大学医学院应时而生。回想当年厦门各大领域的创新之举，真是不胜枚举，厦门大学医学院也是特区特事特办的一个先例。厦门大学医学院不同于一般的大学医学院，它是学校教育与地方结合的组织机构，资金由地方出，教育放在学校里面，同时设立董事会。第一届董事长便是由当时的厦门市市长洪永世担任。为更好推动医学院的发展，李尚大先生亲自出任厦门大学医学院董事会名誉董事长，"还慷慨解囊 235 万元人民币设立厦门大学医学院发展基金，出任理事长。他还动员海外华侨李文正等好友投入 1000 万元支持医学院的建设，建造了厦大医学院办公楼"。① 厦门大学医学院首任院长由林延龄博士担任，同时厦门中山医院从广州中山医科大学引进了著名的中青年肝胆外科专家张百萌担任常务副院长并主持工作。

此后，在厦门市领导的支持下，在华侨李尚大的不断奔走力荐下，厦门中山医院成为当时厦门大学医学院首家且唯一的临床教学医院。这在当时的福建医疗界，是轰动一时的大事件。

厦门心脏中心也如厦门中山医院的领导们所愿，落地厦门中山医院。厦门心脏中心和厦门大学医学院就是当时厦门医疗界的闪亮名片，在同时期被推着向前行进。

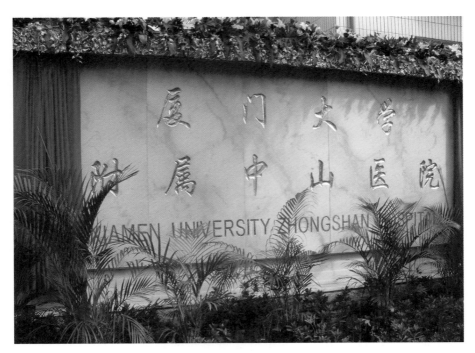

2005年，厦门中山医院成为厦门大学首家附属医院

2001年9月16日，厦门中山医院举行厦门大学医学院第一临

---

① 任镜波，等. 纪念李尚大 [M]. 厦门：厦门大学出版社，2009：226.

床学院、厦门心脏中心揭牌仪式。厦门市市长洪永世、副市长江曙霞、市政协主席蔡望怀及市人大副主任林明鑫等市领导出席揭牌仪式。①

　　这是厦门中山医院发展史上的两大标志性事件，厦门中山医院不再是起于微时、憧憬着山顶无限风光的年轻医院了。此时的厦门中山医院，"对整个厦门医学界的发展，作用是独一无二的"。② 它不仅让"中山力量"成为深入人心的厦门医界品牌，更在刹那间激活了厦门医疗界的一池春水，厦门的医疗质量也得以在竞相争流中水涨船高。

　　致知力行，踵事增华，承载着一身荣光的厦门中山医院在大心脏领域潜心深耕，在一向被视为技术禁区的领地插上了一面面属于厦门的猎猎旌旗。可以说，短短十几载历程，厦门中山医院已然不再是厦门的中山医院，它以更宏大的视野与更强劲的后力，跻身全国强院，进而获取惊艳国际领域的口碑。

　　厦门心脏中心设在厦门中山医院五号楼，这是一座代表着特区发展水平的高起点、现代化大楼，大楼楼顶在初建时便打造了当时全国各大医院都少见的直升机升降台，这大大提高了医疗的效率和水平；厦门心脏中心成立之初设置了 4 个科室：心内科、心外科、心功能科以及心脏超声室。曾见证并参与了厦门中山医院复办征程的吴岳平教授，此时已不是当年二十出头、初出茅庐的年轻小医生了，他再次见证了心脏中心的成立与崛起。彼时他担任心功能科主任及心脏中心的首任书记，完整圆满的职业生涯，一如他自始至终对厦门中山医院的情怀。

---

① 　引自厦门中山医院《大事记》(2001 年)。

② 　厦门中山医院原心功能科主任吴岳平口述，记录时间：2023 年 5 月。

　　年轻的厦门心脏中心诠释着全新的、惊人的厦门速度。当时有数据记载，仅是厦门心脏中心成立后短短一年半时间，"所完成的心外科手术台次相当于过去51年的总和。"[①] 心内科完成手术1000多台次，心脏中心也一路奔跑着进入心血管疾病治疗中心单位时间内完成手术例数的全国先进行列。这是闪闪发光的"厦心"成就，亦是令人惊喜的厦门速度。而挺立在这高精尖的大心脏专业高地、高质量的人才梯队自然是重中之重！

　　"人才兴，事业丰"，网罗天下英才而委以重任，厦门中山需要的不仅仅是求贤若渴的谦卑诚意，更需要一套引才、留才、造才的科学机制。在波澜壮阔的时代洪流中，厦门中山医院领导层再次展示了其主动求变的创新思维，"不求所有，但求所用"，在福建省内引领性地建立起柔性灵活的人才引进机制。

　　这确实是一项立竿见影的引才机制，短时间内，让厦门中山医院洋溢着"惟楚有材，于斯为盛"的充盈丰盛气象。2003年，澳大利亚皇家内科医学院院士、心脏专科医生何世华被聘为厦门心脏中心主任。有厦门市卫生局文件为证："你院报来厦中山医〔2003〕8号《关于敦聘香港大学何世华教授为厦门心脏中心主任的请示》收悉。经局领导研究，同意你院聘任香港大学何世华教授兼任心脏中心主任。任职时间2003年1月1日至2006年12月31日。"[②] 同时，厦门市卫生局从医学发展基金中拨出款项以提供支持。

　　聘任何世华教授为心脏中心主任，这是厦门中山医院深思熟虑后慎之又慎的决定。一座被众人寄予厚望的学科高地，谁来担纲主帅，这是事关厦门心脏中心未来的发展走向。在此领域内，何世华

---

① 心脏中心引来学术"心脏"[N].厦门日报，2003-03-09.

② 厦卫政〔2003〕20号文件《关于敦聘香港大学何世华教授为厦门心脏中心主任的批复》。

堪称高山仰止般的学术"心脏"。厦门心脏中心成立后，何教授不辞劳苦地多次来院指导业务，并对厦门心脏中心的发展提出许多建设性建议。而且抵厦不久的何世华，就创下了为 8 例严重冠心病人施行高难度经皮腔内冠状动脉成形术（PTCA）手术的战绩。由何世华教授担任中心主任，这是一个众望所归的决定。

在厦门中山医院的柔性人才引进机制下，何教授又为中山医院引进了他带出的年轻博士生王焱，培养出了一批高水平的心内科医生。紧接着，福建医科大学附属协和医院原副院长廖崇先教授也入职厦门心脏中心。短短三载而已，一批心脏方面重量级专家皆云集厦门心脏中心：何世华、廖崇先麾下人才济济，年轻的硕士、博士们构成了一支杰出的智力团队，合力托举之下，是厦门心脏中心扶摇直上的发展进程。

引进一位人才，引领一支梯队，崛起一个学科，当时有关厦门心脏中心的报道频频占领各大报纸版面，心脏领域的技术突破也频繁填补着福建省学科领域的空白。在心脏移植领域，厦门中山医院有着较高的起点，早在 1998 年就率先开展厦门首例心脏移植手术。在当时被称为"中国心脏移植第一人"的廖崇先教授，2001 年 8 月受邀来到厦门中山医院，组建心血管外科，同时他也让厦门中山医院心脏移植技术水涨船高，达到国内顶尖水平。当时曾有数据统计，"在五年时间内，他成功地施行了 4000 台复杂的心脏手术，其中 20 余项新技术填补了福建省技术空白"。[1] 在厦门心脏中心的平台上，廖崇先留下了无数为人称颂的"完美"手术案例。所谓的完美，不仅是医术上的精湛高超，更兼顾医德的高尚，这是厦门中山精神一以贯之的精髓。

---

① 为了病人，死在手术台上也心甘 [N]. 厦门商报，2008-01-19.

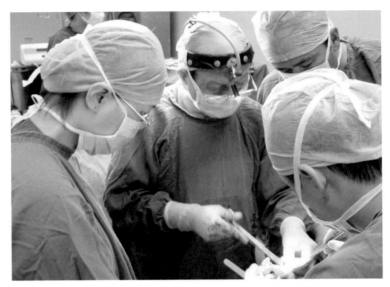

2003年11月5日，医院成功开展第二例心脏移植手术，此前1998年12月25日，中山医院开展首例心脏移植手术

　　一位贵州来厦的务工人员刘金华，患有家族性肥厚心脏病，生命危在旦夕。为避免家人痛苦，他只身来到千里之外的厦门，做好了客死异乡的准备。厦门中山医院获悉这个情况，决定由院方承担20万元手术及治疗费，为他治病。以廖崇先教授为核心的专家组仅仅用了7个小时，便为刘金华完成了整个换心手术。术后第二天刘金华就能进食和下床，出院时刘金华不胜感激："是中山医院给了我第二次生命，以后厦门就是我的第二故乡。"

　　2006年12月早上，一名护士在打开水时发现了一名张姓护工躺在地上，心跳、呼吸停止。廖崇先闻讯赶来，从生死线上将心跳停止了90分钟的患者抢救了回来。类似的奇迹在厦门中山医院不胜枚举，上至82岁高龄的耄耋老者，下至2个月的弱小病婴，个个在厦门心脏中心重获新生。"愿将他病做己病，救得他生是我生"便是厦门中山人的真实写照。

　　一座心脏中心，承载了厦门特区风起云涌的医疗神话，也汇聚着一个个浸染了时代风华的鲜活探索模式——

2003 年 9 月，厦门心脏中心在福建省开通首条"胸痛、中风"绿色通道。"先救命、后交费，先抢救、后入院"，这打破常规的入院救治模式，再一次在八闽医疗圈产生了极大的影响力。诚然，医院担当着救死扶伤的重任，但毕竟不是慈善机构，厦门中山医院何以敢冒这样的风险？当时，年轻的王焱博士回答得简洁而掷地有声："心梗病人的死亡率约为 15%，而这 15% 中绝大部分是因为延误抢救时间所致。因此，对于心梗病人的救治，速度是第一位的。"① 言简意赅，其言语分量却足以撼动人心，与时间抢夺底牌，便是医生们为生民立"命"又立"心"的另一种诠释了。

2008 年是厦门中山医院与厦门跻身"国家队"的丰硕之年。厦门中山医院及厦门心脏中心心内科被评为卫生部首批国家级介入培训基地。朝气蓬勃的厦门心脏中心，发展中的厦门心脏中心，终而跻身国家级心血管疾病诊疗一线医疗机构行列。这是一项堪称严苛的专业准入制度，也是一项难能可贵的荣耀！要知道，心血管疾病一贯以"高处不胜寒"的高地姿态，令许多医院望而却步，当时全国半数医院要操刀心血管这样高难度、高风险的手术，依靠的是"外借"专家。如今，厦门中山医院与厦门心脏中心心内科取得国家级"牌照"，这意味着在此机制之下，厦门心脏中心可接收全国各地心血管介入诊疗医师进行培训，勠力同心做大心脏学科。

科学的模式与创新体制的加持，厦门市委、市政府的关心爱护，加之临床、科研、教学齐头并进的推进战略，让厦门心脏中心一度打造出了"闽南小阜外"的口碑，患者不惜千里迢迢从全国各地乃至东南亚、欧洲慕名而来。

通过强化一流的软硬件，配置 3 间专门的血管介入手术室，引

---

① 中山医院开启胸痛"绿色通道"[N]. 厦门商报，2003-09-16.

进国内首台专用于心血管疾病的多轴机器人血管造影系统，打造了彼时福建省最大的心脏介入中心。硬核科技的介入，减少了患者接受辐射的时间，为患者健康带来更多福音。在 2005 年，世界心血管介入鼻祖 Gary Roubin 教授便对厦门心脏中心的介入治疗水平赞不绝口，称其水平可媲美国际知名医学中心，并欣然同意以他的名字命名导管室——这是全球第三间以他的名字命名的导管室。截至 2009 年，厦门心脏中心心内科已开展 1.5 万余例心血管介入手术，短时间内提升了厦门心血管领域在全国的影响力，厦门心脏中心也跨向了名副其实的闽西南心血管医学诊疗中心。

长风万里，光明在前，2005—2009 年，也是厦门心脏中心不断增进学术交流，推动两岸医学共进的风采之年。这期间，厦门心脏中心充分发挥国际影响力与对台优势，不断强化两岸医疗卫生界的学术交流，成功组织召开了三届"厦门国际心血管病论坛"和"海峡高峰论坛"。大会邀请了心血管介入领域赫赫有名的鼻祖 Gary Roubin 教授为首的众多国际国内知名专家齐聚厦门，这在全国乃至国际心血管病领域的版图上，都深深描画了属于厦门、属于厦门中山浓墨重彩的一笔。

在 2009 年的"厦门国际心血管病论坛 2009 海峡高峰论坛"上，厦门中山医院院长王效民不无自豪地说："厦门心脏中心成立不足 10 年，但年介入诊疗手术量已超过 2000 台，今年更是增至 2500 余台。放眼世界各大医院，这也是一个巨大的数字。"[①] 随之 2010 年 6 月，厦门心脏中心获美国心脏病学院授权成为美国心脏病学院教育基地，这在当时放眼全国，也是一项"少数派"的殊荣。

此时的厦门心脏中心，是一派光风霁月般的美好与昂扬。人才济济的年轻团队，精湛高超的医技，科学先进的设备，媲美世界顶

---

① 千余高手聚厦，"讨伐"心血管病 [N]. 厦门日报，2009-08-04.

流医院的成绩，这便是厦门心脏中心的真实写照。中心各项先进技术在福建省甚至国内处于领先，填补了福建医疗界的多项空白；率先在福建省独立开展远端保护装置下的颈动脉支架植入术，预防中风、心脏三维标测引导下房颤的射频消融术均处于福建、国内领先水平。厦门心脏中心在闽西南区域推广的"时间就是生命，生命就是心肌"的健康理念，更是至今仍被心脏领域视为圭臬的理念。

不遗余力地前行，铸就一身荣光。厦门心脏中心被时代赋予更为厚重的使命。2011 年 4 月 27 日的《厦门晚报》发表了《市心脏中心明起独立运营》的报道：

2011 年 4 月 28 日，厦门市心脏中心独立运营，成为我市首个隶属于三级医院，法人、人事、财务独立的医疗机构，这在全国医疗系统中实属罕见，这也是我市公立医院改革中的一个重大举措。[1]

制造和迎接了无数个"首个""第一"的厦门中山医院，再次与厦门特区的医疗改革探索步伐同频共振。历经十载发展，厦门心脏中心已然发展为闽西南的医疗中心、厦门特区的重点医疗品牌了。厦门心脏中心的独立，正是厦门市委、市政府扶持打造医疗品牌的战略成果之一，也是厦门中山医院对重点科室改革的先试先行之举。

独立后的厦门心脏中心，仍隶属厦门中山医院，医疗医务工作受医院的领导。由时任厦门中山医院院长王效民兼任心脏中心的主任及法人，原心内科主任王焱负责心脏中心日常事务，主持常态工作。

对于这种全新的模式，当时厦门市委、市政府办公厅以《厦门

---

[1] 市心脏中心明起独立运营 [N]. 厦门晚报，2011-04-27.

市心脏中心改革指导意见》做了明确定调与解析：

从相关政策解读得知，心脏中心的相对独立，并不意味着厦门多出一家医院。作为中山医院产出的本地最强的医学学科之一，心脏中心拿到市委、市政府对强势医学学科的特殊扶持政策，成为厦门创建医学学科品牌的首个试点。厦门目前没有现成的经验可以借鉴，在心脏中心相对独立运营的探索过程中，也将仿照这种模式做大做强，创建代表厦门的一系列医学品牌。[①]

同年，厦门心脏中心心内科被评为国家临床重点专科，2012年4月份获得卫生部心律失常介入诊疗培训基地和福建省"先心"定点救治医院。

不断茁壮成长的厦门心脏中心，在2014年全面独立，成为福建省唯一的公立心血管病专科医院。

厦门心脏中心，孕育于厦门中山医院，成长于众多心脏领域医者的奋斗中，在厦门市委、市政府的关怀扶持下，独立肩负起"护心"的使命，自此劈波斩浪，风华正茂。

大心脏科室独立成专科医院，对厦门中山医院来说，意味着在心脏学科领域又将面临一场全新的挑战。但厦门中山医院为厦门而生，为时代而荣，它为厦门乃至全国在心脏领域做出的努力和探索，是厦门中山发展史上永远不会磨灭的荣耀。

---

① 心脏中心仍属于中山医院 [N]. 厦门晚报，2011-04-29.

第三节　争鸣｜起高楼，强科室，人如炬

【01】外科楼崛起、内科楼奠基

"You want success，you need passion，how can find passion? you can't find passion." [1]

　　见证着厦门中山医院发展的鼎盛时期，王效民说："激情是可遇不可求的，当时厦门中山医院走到了这样的一个时代档口。"这是他对自己所经历过的厦门中山时代最精炼的概括。1998年，王效民从美国学成归来；2002年，王效民担任厦门中山医院院长，感喟着时代的厚爱，心中涌动着"做大事"的激情。厦门中山人怀揣梦想，起高楼、强科室、人如炬，那是一代厦门中山人的奋斗年华，也是属于厦门中山医院全力腾飞的黄金年代，更是厦门中山发展史上不可错过的一段全盛景象。

　　激荡着历史吹过的猎猎长风，物换星移几度秋，沧海桑田春色换。回望改革开放为中山复兴带来的曙光，厦门中山医院的腾飞速度令人惊叹。从1981年厦门中山人在滩涂上艰苦卓绝地盖起三栋高楼，短短20年间，厦门中山医院已成为占地100多亩的大医院，拥有床位1600张、职工2000多人，年门急诊量达150万次、收住病人3万多次，医院集医疗、教学、科研、预防保健为一体，成长为一家与海峡西岸重要中心城市相适应的、高水平的医疗机构。

　　在厦门中山医院80周年庆典之际，时任院长王效民留下这样

---

　　① 厦门中山医院原院长王效民口述，记录时间：2023年5月。

一段朴实的人物原声，刊载在当年的《厦门日报》上：

> 75周年，适逢外科大楼奠基。80周年，又逢内科大楼奠基。我们有理由相信，中山医院五年一大步的发展目标会越来越好。[①]

是的，一座城市的高楼林立、灯火璀璨在某种意义上诠释着其现代化程度，一座医院大楼的崛起与焕新，又何尝不是在诉说着物换星移的奋进传奇？

2008年年初，厦门中山医院外科病房大楼正式投入使用。这座大楼，俨然盛开在筼筜湖畔的一朵建筑奇葩，享天时得地利，厦门市民引以为傲的白鹭洲公园成为它天然的点缀，草地、绿荫、蓝天、湖泊掩映之下，病房楼宛如置身在空中花园，一时间竟刷新了厦门医界对病房楼的刻板印象。

在建筑理念上，厦门中山外科大楼更是颠覆了传统的医院建筑观念。大楼整体南北通透，中央空调确保四季如春，楼内自动取款机、IC电话机、便利商店一应俱全。病房采取小单元设计，并配置洗手间。病房楼与医技楼之间以连廊相连接，使患者看病时免受奔波与折返之苦。重症监护中心直通手术室，大大提高救治效率。点点滴滴的细节设置，皆传递着科学与人文理念。开放后的外科大楼，极大缓解了厦门中山医院以往的"看病难、住院难"的问题，"床位增加至1600张，手术室数量翻了一番，达到30多间。且全部是层流手术间，有效降低了院内感染发生率"。[②] 经历"非典"大疫仅仅5年，厦门中山医院在病房楼的设计上便有如此前瞻性的思虑，不得不感叹厦门中山医院的先进理念。

---

① 厚德慈悲寸寸心，济世惠民殷殷情[N].厦门日报，2008-04-08.

② 厚德慈悲寸寸心，济世惠民殷殷情[N].厦门日报，2008-04-08.

看着焕然一新的病房大楼，时任院长王效民感慨，"起初，医院用的都是木头床，时不时要抓臭虫、跳蚤；后来普遍用上了不锈钢病床，干净、牢固，但是冷冰冰、硬邦邦；现在，外科大楼的病床一律是工程塑料床，重症监护室还配备了电动调节床。从病床的改进，不难看出医院日新月异的发展"。[①]

就像一场继往开来的不凡传承，内科大楼的奠基开建，在2008年拉开了厦门中山医院80周年庆的序幕。这是一座完全现代化的诊疗大楼，其位置坐落于原康复病房的旧址，投资高达两亿六千万人民币，占地5万平方米，规划楼高23层，设置床位600张。地下拥有200个停车位，且计划与嘉禾园的地下双层停车场相通，这将大大缓解患者看病时车位紧张的民生难题。大楼在病房的设置上，更是充满了温暖的人情味儿，独立病房、隔断单间、简易厨房等，充溢着人文关怀。

2008年4月7日，厦门中山医院内科病房楼举行奠基仪式，厦门市领导洪碧玲、曾国玲、郭振家、庄威等为大楼奠基培土。厦门市副市长郭振家满怀期待地寄语："中山医院内科综合病房楼是市重点建设工程，是市委、市政府为民办实事项目之一，对优化我市医疗资源，改善我市医疗条件和投资环境有重大意义。希望中山医院依托厦大品牌优势，谋求发展，继续为厦门人民的健康和厦门社会发展做出贡献。"这是厦门市政府对厦门中山医院的期待与憧憬，也是厦门中山医院昂首阔步前行的动力。

【02】人才济济，打造优势品牌学科

矗立的高楼见证着中山发展的速度，而如雨后春笋般破土而出

---

① 厚德慈悲寸寸心，济世惠民股股情[N].厦门日报，2008-04-08.

的医学发展成就，书写的则是厦门中山医院发展的广度和实力。层出不穷的优势品牌学科，接踵而至的累累荣誉，此时的厦门中山医院，完全堪当振臂一呼、从者云集的厦门医学担当！

对于厦门中山医院于此阶段的诸多殊荣，我们可以以提纲挈领的方式做出总结——

以两大中心为发展助力，以两大国家重点专科为引领，以五个市级优势学科为品牌阵地，打造四大市级规划重点专科，辐射培养一大批厦门市优势学科。

"两大中心"即我们前文提到的成立于2001年的厦门心脏中心与成立于2003年的厦门临床检验中心；"两大国家重点专科"即消化内科与心内科，两大学科分别于2010年、2011年跻身国家队；"五个市级重点学科"是神经内科、神经外科、消化内科、肝胆外科、骨科；"四个市级规划重点专科"则是血液科、老年康复科、病理科、皮肤科；同时，在急救医学、妇产科、呼吸内科、肾内科、耳鼻喉科、口腔科、整形外科等领域也居于厦门市领先地位。

"春风得意马蹄疾，一日看尽长安花"，厦门中山医院犹如驶过万重峰的畅快轻舟，前路畅通无阻。在经年累月的大小报刊中，我们依旧可以翻阅到昔日的澎湃与风华，依旧会因共鸣前行者的荣光而热血沸腾。

王效民回忆着这段激情燃烧的岁月："那时我们在整个厦门的势头很猛。我作为一个院长，任何一个学科发展好了都是给医院增彩，不能只去把自己的学科做大。"[①] 当时的王效民已是享誉国内的肝胆科重量级专家，同时他更是一位兼容并包、有着全局发展思维的大院院长。"引进一位人才，打造一支梯队，崛起一个学科"，这是他为厦门中山发展谋而后定的战略思维。将时间定格到2008年，

---

① 厦门中山医院原院长王效民口述，记录时间：2023年5月。

厦门中山医院的人才梯队建设已蔚为壮观："拥有员工 2000 名，其中有 40 多位博士生、硕士生导师，高级专家近 400 名，硕士、博士 300 余名。"[①] 济济人才，众擎合力，厦门中山医院"春风得意之事"不断，仅是 2008 年，便拿下了五项国家级自然科学基金项目，这于当时在福建省都尚属首次！

先来说荣膺国家首批重点专科的消化内科。

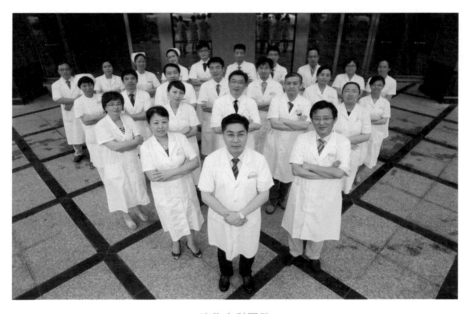

消化内科团队

厦门中山医院消化内科是一个极为年轻的科室。1997 年的厦门中山消化内科，起初是一支仅有三人组成的小班底，至 2002 年正式建科。强技术、重人才，让这个年轻的科室走出了一条飞速发展的超车之路，不仅跃升为厦门中山的名科，而且在整个闽西南领域都是有口皆碑。厦门中山的人才拉动战略在消化内科体现得可谓淋漓尽致：任建林博士、陈建民主任医师、王琳主任医师、司丽娟博

---

① 厚德慈悲寸寸心，济世惠民殷殷情 [N]. 厦门日报，2008-04-08.

士、胡益群博士、叶震世副主任医师、施华秀博士、巴亚斯博士、陈立刚博士、潘金水博士等齐聚中山消化内科，可谓医疗界的"神仙打架"。巴亚斯博士是 2009 年加盟厦门中山的，博士毕业于日本东京大学，博士后就读于美国哈佛大学，专业上师从美国消化疾病学会主席 Daniel K. Podolsky，堪称行业骄子、青年才俊。为了邀请巴亚斯博士加盟，王效民院长叮嘱任建林主任与其电话、电邮沟通了一年多，巴亚斯博士终于被厦门中山医院的满腔诚意与发展前景所打动，扎根鹭岛，加盟厦门中山。

时任厦门市卫生局局长黄如欣这样解读人才的虹吸效应："医疗最核心的竞争力不在于设施，而在于人才；人才最在乎的不是经济待遇，而是城市的吸引力和医院所能提供的事业平台。"[1]

此时的厦门中山医院消化内科，已是济济人才的高地，有数据显示，截至 2011 年，"该科医师队伍中，主任医师和副主任医师占48%，博士占 43%，硕士占 38%，科室注重加强国内、国际顶级消化专科之间的人才交流与合作，引进多位留美、留日等的高端医学人才，同时培养了一批优秀的中青年科技人才队伍"。[2]

如此不遗余力地引高才、创名科，彰显出厦门中山医院在发展思路上更为高远的站位，就像王效民在访谈中多次提及的"这家医院的发展格局生来便是高远宏大"，影响代代中山人的"天下公心"，在此时指引着厦门中山医院为闽西南的医疗事业进阶而奔走，鼓舞着厦门中山医院把更多的医学责任扛在肩上。

集平台之力、尽医家之责，汇聚起更强大、更先进的医学力量来惠及更多的患者，厦门中山医院为此责无旁贷地担当起对台医学交流的桥梁。对于同台湾医学界的交流，厦门中山医院消化科谋划

---

① 十年磨一剑，今朝试霜刃 [N]. 厦门日报，2011-03-03.

② 十年磨一剑，今朝试霜刃 [N]. 厦门日报，2011-03-03.

已久。

2009年，厦门中山医院成立"海峡两岸消化疑难疾病会诊基地"，以消化内科、厦门大学疾病研究所、厦门市消化疾病诊治中心为主体，搭建起海峡两岸暨港澳台地区及海内外华人医学专家和知名医院学术交流的平台。这一年，令人为之欢欣的是，享誉业界的泰斗级专家——黎介寿院士受邀加盟厦门消化中心，被聘为首席科学家。黎院士的受聘仪式便是在厦门中山医院举办，时任厦门市卫生局局长黄如欣在聘任仪式上动情地说道："厦门卫生系统正在大力推进名医、名科、名院'三名'战略。厦门中山医院在厦门乃至整个闽西南都是当之无愧的名院，厦门市消化疾病诊治中心是厦门有名的医学中心，是中山医院的名科。作为全球顶级的医学专家，黎介寿院士的加盟让我们的名医队伍如虎添翼。"①

这支汇聚着全球顶尖专家智力的消化内科团队，正以越来越强劲的力量提升着厦门消化疾病诊治及科研水平。同时，它还牵头创办了两年一届的"厦门消化论坛"，申建了中华医学会消化内镜培训中心厦门培训基地，在学科交流中贡献着厦门中山力量，也在海西医疗品牌创建过程中走出了一条鲜活的先试先行之路。

回顾消化内科当时跻身国家级重点专科的历程，颇有些于千军万马中杀出重围的惊险。厦门中山医院原院长王效民形容这段经历是全国百余家医院面对面的"重量级擂台赛"，可见当时竞争之"惨烈"。当时的院长王效民同时兼任中山医院消化中心主任，他曾在接受《厦门日报》采访时说了这样一段话："以前只知道磨剑，这剑锋不锋利、如何锋利，却没有机会试过，如今与国内顶尖高手过招，我们总算一试锋芒。这十年的剑，没有白磨。"②

---

① 院士加盟厦门消化中心任首席科学家 [N]. 厦门日报，2009-10-14.

② 中山医院消化内科晋级国家重点专科 [N]. 厦门日报，2011-03-03.

第五章 新世纪·新开局·新步伐（2000—2012年）

这把"十年一剑",隐喻的便是成立于 1997 年的厦门中山消化内科,起初是一支仅有三人组成的小班底,至 2002 年正式建科。它的发展速度之快,让评审专家都一再感叹,"如此年轻的科室入选首批国家重点专科,这完全是个奇迹。而它能在八九年间取得跨越发展,更是奇迹中的奇迹"。

在这里,我们有必要对这次"医学专科阅兵"做一解释与回顾。这场激烈的角逐之战,当时是在国家深化医药体制改革的大背景下拉开帷幕的,是对全国临床医学专科综合实力的一次"360 度测评",从而评选出国家首批临床重点专科;卫生部会将其作为重点培育和发展的对象,并对每个重点专科首期投入 500 万元资金,作为学科建设经费。此事当时在全国卫生系统内引起强烈反响,全国共计 90 多家参战医院,经过顶尖专家盲选后,筛选出 30 家入围单位。这 30 家医院要现场"论剑",环节包括 15 分钟 PPT 展示加专家提问、答辩环节。厦门中山医院虽然发展历史悠久,但当时复办时间仅 20 余载,在 2000 年方由厦门市编委批准,由副处级提为正处级单位。而当时同台竞技的多是部级医院,从医院级别角度横向对比,竞争医院对厦门中山来说,显然是一次降维打击。然而,纵然是千里走单骑,厦门中山医院消化内科终究凭着过硬的实力、精彩的临场发挥博得满堂彩,成功捧回了"国字头"桂冠。放眼海西区域,厦门中山医院是独家殊荣,自此在海西医界树立起了国家消化品牌的金字招牌,造福惠及一方百姓。

此外,厦门市临床检验中心亦是厦门中山医院推动特区医疗发展、严谨把关医学质量的一项创新之举。

厦门临检中心成立于 2003 年,它在成立之初便被灌注以引领厦门特区临床检验走向现代化、规范化、标准化的使命。医疗质量是人命关天的大事,每位走进医院做检验的患者,牵挂的便是检验的准确率。

从这项举措中，我们同样可以领略到厦门中山医院与众不同的发展战略。哪怕在各行各业都在狂飙突进谋拓展的年代里，时任院长王效民并不是以做福建省最大的医院作为终极目标。因为医院不是企业，不能一味地扩规模、谋利益。他对厦门中山医院的发展定位精准而科学，厦门中山要做的是福建省最好的医院，不仅要把学科做精做深，而且始终牢记"让老百姓可以信任、可以依赖，才是医院追求的终极目标"。[①]

厦门临检中心，是一项标志着特区医疗质量的创新之举，更是一项为百姓保驾护航的惠民之举。其作为当时"厦门首批通过验收的医学中心，也是全省最大的临检中心之一，是一所集临床检验学、生物化学、免疫学、微生物学、血液学及分子生物学等众多学科于一体的现代化'实验医学中心'"，[②] 不仅承担着厦门中山医院的临床检验工作，厦门临床检验质量控制以及临床检验社会化、中心化服务等任务，还承担着多所高校的科研教学工作。厦门临检中心 3000 平方米的现代化实验室内，容纳着世界一流的检验设备，也汇聚着雄厚的技术力量和技术人才。

将高端的塔尖技术服务于人民健康事业，技术便有了人文的力量和亲和的温度。为了更好地服务于厦门市民，当时厦门临检中心积极开展便民活动，还推出十项承诺项目，零预约一站式检验、无污染报告单等创新又接地气的做法，让厦门中山医院值得信赖的服务理念深入广大市民的心中。

精耕细作、深耕潜行之下，厦门临检中心亦收获了可喜的回馈。至 2009 年，"中心主持和参与完成各类课题 20 多项，获省科

---

① 厚德慈悲寸寸心，济世惠民殷殷情 [N]. 厦门日报，2008-04-08.

② 推动厦门医学检验水平再上台阶 [N]. 厦门日报，2009-08-07.

技进步奖 1 项、市科技进步奖 2 项、国家发明专利 1 项"。^① 这显然又是厦门中山医院伴随着特区飞速跨越式发展的又一见证！

同时，在神经外科与神经内科的学科高地上，亦是捷报频传！

享誉闽西南的神经内科堪称厦门中山医院的经典实力派，1990年便跻身厦门市重点学科，2000 年初便创下"年门诊量 6 万余人次，年收治住院病人 1500 余人，外地患者占 30% 以上"的骄人数据，在诊治脑血管病、癫痫及神经性免疫性疾病等方面声名赫赫。2003 年 9 月，神经内科与厦门医疗急救中心、厦门心脏中心开通了"中风绿色通道"，自此为中风患者提供全天 24 小时优质服务。

2011 年，一场规模宏大的"海峡两岸脑血管介入治疗论坛暨厦门神经病学进展学术会议"在厦门圆满落下帷幕。这场集聚两岸150 多名专家的盛大活动，便是由厦门中山医院神经内科和厦门市医学会联合举办。其间还举办了疑难杂症义诊活动，蒋雨平教授、蔡景仁教授等专家在厦门中山医院神经内科病房为患者现场义诊。

不断填补行业空白的厦门中山神外学科，在当时已有多项技术趋向国内先进水平。它既是闽西南首屈一指的神外治疗中心，也是厦门市首批医学重点学科。紧跟医学发展的潮流，中山神外率先在省内开展显微神经外科的技术推广，其中颅内肿瘤的微创治疗技术更是处于傲然领跑地位。

2009 年，两岸神经外科论坛在厦门中山医院举办，"这是一场规模不大，规格很高"^② 的学术会议。两岸神经外科专家聚焦脑血管病和微创介入技术，进行了一场高规格的对话和碰撞，并就搭建远程会诊平台达成共识。

日夜兼程，星光不负。这期间厦门中山医院的学科成绩犹如长

① 推动厦门医学检验水平再上台阶 [N]. 厦门日报，2009-08-07.
② 厦门首个远程会诊平台将启用 [N]. 厦门日报，2009-12-02.

长的璀璨序章，不尽的瑰丽画卷，随手采撷一段时光，便是一篇华彩熠熠的锦绣文章。

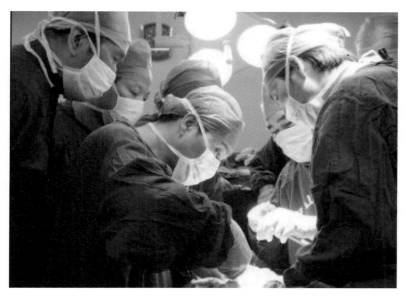

2005年5月20日，时任院长王效民教授主刀肝移植手术

厦门中山医院的肝胆胰外科，是当时全省最大规模的肝胆胰外科医学中心，整体技术水平领先国内，在厦门率先开展同种异体肝移植术；其微创技术也是该科室的一大特色，成为厦门市民心中保肝护胆的守护神。肝胆胰外科2012年获批为福建省首批临床重点专科，是福建省肝胆胰外科领域唯一的临床重点专科。

2004年，厦门中山医院胸外科以高超医术拯救畸胎瘤男婴，其父以158米巨型锦旗感谢中山医院，一时间社会好评如潮，中山口碑誉满鹭岛。

也是在同一年，闽南首例非亲缘关系骨髓移植手术在厦门中山医院成功开展，广受社会关注的厦门患者陈某与来自苏州的骨髓捐赠者闻某自此血脉相连。

2005 年，福建省首例女变男变性手术由厦门中山医院操刀出击，手术取得圆满成功。

2011 年，厦门中山打造闽西南最大血透中心，精耕动静脉内瘘建立和维护技术，搭建起透析患者的生命线……

2000—2012 年，这是厦门中山发展史上丰盈的快速发展！

无论是不拘一格地广纳贤才，还是率天下之先破圈解锁全新的医疗体制；无论是学科领域丰盈的发展硕果，还是医院发展规模的不断拓展，似乎信手拈来便是厦门医疗发展进程的一段辉煌。济济人才的人文之光，学科争鸣的智慧之光，临床科研并行的奋进之光，交织融汇，这一切铸就成了厦门中山医院发展进程中史无前例的快速发展时期。

第四节　至善｜危难当前的医者长歌

【01】"非典"｜"中山精神"感动厦门

"谁也不想预约灾难。如果它一定非来不可，我们也不会束手无策。人类的互相帮助，大半来自危急；人类的自强不息，大半来自灾难。当一切成为历史，回视我们走过的路，又是巨人般的步伐。"[1]

厦门中山高歌猛进的征途，也并非一马平川。

2003 年 4 月初，这场未曾预约就贸然而至的灾难，叫作"非典"。这是一场席卷全国的大型时疫，早在同年 2 月，"非典"早已在邻近省份纵横肆虐。

---

[1]　勠力同心斩疫魔 [N].厦门日报，2003-08-29.

于厦门而言，战斗的号角是从 2003 年 4 月 1 日正式吹响的。当天中午 12 时 30 分，时任厦门市卫生局局长黄如欣在厦门高崎国际机场被告知：厦门市第一医院与厦门中山医院同时报告发现一例疑似输入性非典型肺炎病例。这一时刻，亦成为厦门卫生防疫史上不容忘却的一个时间点。

在第一、第二章中，我们曾多次提及过新中国成立前厦门多灾多难的卫生防疫史。厦门自古以来就没有停止过与各种传染病的斗争，但辩证地看，一体两面，长久的时疫斗争史反而淬炼出一个沉稳、富有时疫斗争经验的卫生系统。而在每一次时疫蔓延的危难时刻，厦门中山医院无不是以勇立潮头的姿态力挽狂澜，救生民于水火之中。昔年霍乱大流行，厦门中山牵头参与组建虎疫医院，阻隔疫魔肆虐；新中国成立后又成立麻风门诊，守护鹭岛人民免受麻风侵扰。

过往种种，皆为奋斗序章。在这场席卷全国的"非典"硬仗中，厦门以如虹气势展现出了与"非典"作战的特区精神，厦门中山医院亦再一次以"疾风知劲草"的姿态感动了厦门。

比所有的厦门人都要早一天，厦门中山医院是于 2003 年 3 月 31 日进入了抗击"非典"的战备状态。这日上午 11 时 41 分，一位从香港培训归来的患者来到了厦门中山医院呼吸病专科，值班门诊的是邓丽平医生。患者姓王，是位年轻的姑娘，病症是多日感冒伴有高热。凭着多年的门诊经验，以及当时沸沸扬扬的"非典"话题，邓丽平立刻警觉起来。在这之前，虽然厦门卫生系统早已开始对"非典"展开严防死守模式，但当时厦门尚未发现确诊的"非典"病例。尽管如此，邓丽平医生还是安排小王住院隔离。4 月 1 日，时任厦门中山医院呼吸科主任江兴堂火速召集全体医生分析病情，并作为厦门呼吸病专家组成员，实时联系专家组进行会诊。时任厦门中山医院副院长张振清更是当机立断指挥统筹，全院启动应急措施。

2003 年 4 月 1 日，疫情骤至，战斗打响。

就诊于厦门中山医院的小王被确诊为厦门第二例"非典"患者，第一例是在厦门第一医院。经过传染链排查，有 66 人处于传染链中。追踪传染链人员，切断传染源，研发药物与检测拭子……一时间，《为了 66 个兄弟姐妹》的厦门抗疫实录感动了中国。

口岸城市从来都是时疫冲击的第一道屏障，口岸城市的安稳便是对全局的托底。现实与使命，驱动厦门中山医院再一次义无反顾地投身到抗疫的洪潮中去。

王效民回忆起那段紧张的抗疫经历，有疾风骤雨的冲击，亦有温暖与感动的情怀。

当时，厦门中山医院是全市的口岸排查医院。"飞机的、火车的、长途汽车的，路过厦门量体温，体温高了就送到中山医院来。"[1] 那时厦门中山医院的肩头上，等于扛着整个厦门市民的安危。王效民说，"那个时候真的太紧张了。受紧张情绪影响，胃疼得厉害。早上吃一碗稀饭，到晚上还能反流。抗酸药洛赛克别人一天吃一粒，我一天吃 30 粒都不管用"。[2]

但在这特定时期，中山精神再一次在实践中得以弘扬，所有人调动起来的潜能拧成了一股巨大的动力，推动着一系列艰难的工作快速进行。

时任厦门中山医院呼吸科主任江兴堂在"非典"中多了一个贴切的称号"消防车"。当时，他作为厦门市防治"非典"领导小组的核心专家，又是厦门中山医院内部"非典"防治专家组组长，这辆殚精竭虑的"消防车"，永远奔跑在疫情最危急的一线，永远处

① 厦门中山医院原院长王效民口述，记录时间：2023 年 5 月。
② 厦门中山医院原院长王效民口述，记录时间：2023 年 5 月。

于不知疲倦的枕戈待旦状态。他曾在一个小时之内，排除了来自两个疫区的两个航班中的发热乘客，及时地放行了航班；他凭着专业，总能在"确诊"与"疑似"中迅速做出判断，排查险情；他与科室同事一道，为了患者的康复，奋斗了 40 多个日日夜夜。首先发现"非典"病人小王的邓丽平医师，也义无反顾地加入了隔离治疗组，奔赴生死未知的"雷池"。

王效民提及这段经历，说："当时坐在办公室里，放下电话眼泪就流出来了。"[①]

当时，"非典"的死亡率高达 10%，在这种极端危险的情况下，没有一个中山人选择退缩。王效民召开动员大会，动员直面病人的护士组要勇担责任，因为这是医者的责任，是中山人的责任。大会刚开完，回到办公室的王效民就接到护士们主动请缨的电话。

厦门中山医院作为定点排查救治医院，大半夜派医生、护士去机场、车站排查是常有的事情，但没有人推辞和犹豫。王效民回想着半夜送医护人员出去排查的场景，慨然感叹："真有种送孩子奔赴战场的悲壮。"[②]

厦门市委、市政府及卫生局对于厦门中山医院的抗疫工作也给予了莫大的关注与支持。2003 年 4 月 15 日，时任厦门市委书记郑立中和副书记吴凤章，在市卫生局局长黄如欣陪同下，来到厦门中山医院，检查抗"非典"工作并慰问抗击"非典"第一线的医务人员，给奋斗的中山人带来了温暖的激励。

为了保证厦门市民的正常生活和健康需求，当时厦门中山医院率先开辟新址建立起完全隔离的发热呼吸门诊。在发热门诊区，挂号、看病、收费等完全与普通门诊隔离，并加长发热门诊的开放时

---

① 厦门中山医院原院长王效民口述，记录时间：2023 年 5 月。
② 厦门中山医院原院长王效民口述，记录时间：2023 年 5 月。

段，以科学有效的理念守护着城市健康。

"牛郎欲问瘟神事，一样悲欢逐逝波"，灾难不会是恒久的基调，寒流过后，春天终究会降临大地。2003年5月9日左右，经过40多天的日夜救治，厦门第二例"非典"患者小王康复出院，守护这位年轻患者的一众医务工作者们，以鲜花和热烈的掌声欢送小王出院，其主治医师、厦门中山医院副院长张振清第一个用没有戴手套的手与她握手。

至此，厦门已连续39天保持"非典"零新增、零死亡、零本地感染以及零医护人员感染的纪录，这是一个令人振奋的消息！王效民在当日接受记者采访时说："厦门已没有'非典'病人，但中山医院并没有掉以轻心，防治'非典'，中山做好了打硬仗的准备。"时刻将守护人民健康事业的重任举过头顶，这便是中山一以贯之的精神。

在这场"非典"战役中，"厦门经验"声名远扬，"厦门精神"感动了中国。而在"感动厦门"的名单里，中山医院赫然上榜：厦门中山医院呼吸科主任江兴堂上榜"感动厦门"年度人物，同时期上榜的还有著名交响乐指挥家郑小瑛。

突如其来的非典让他的名字在这个城市家喻户晓，面对疫情，他表现出了科学的态度、高超的技术水平、神圣的社会责任感和无所畏惧的职业精神，为了人民群众的生命安全，他和他的同事们一起把生命都置之度外，像消防车一样出现在群众最需要的地方，我们这个城市因为这群白衣天使的存在而安稳、安静、安宁了许多。

这是当时江兴堂感动厦门的理由。

而这，又何尝不是厦门中山医院感动厦门的理由呢？

【02】援川 ｜ "中山力量" 千里驰援

2008 年 5 月 12 日 14 时 28 分，汶川之殇，国人难忘。

八级地震之下，天崩地裂。

汶川告急、北川告急、青川告急、都江堰告急……重重危急之下，撼动着全国人民的心绪。"心系灾区，共渡难关"，当一声声集结的号角吹响八闽大地，厦门中山医院再一次在祖国最需要的地方展现出了中山力量与中山担当。

历数厦门中山医院在发展长河中走过的一幕幕，在事关家国的每一场重大事件中，中山力量永远不会迟到和缺席。正如在这抗震救灾中，前方，有千里驰援、托载生命重量的中山力量；后方，亦有救死扶伤、接纳伤员的中山治愈力量。

2008 年 5 月 16 日，地震发生后仅 4 天，厦门医疗队就已整装待发、奔赴灾区。这支 14 人组成的医疗队，由厦门中山医院副院长张振清担任队长，由厦门大学医学院副院长齐忠权任临时支部书记，14 人中有 9 名是医生，均是副主任级别以上，另 5 名是护士。这支紧急号召搭建起来的救援队伍是严格按照地震救灾医疗急救学科配置起来的。他们当时是同福建省另外 5 支医疗队伍汇编整合，搭乘专机开赴四川救灾。

这一年，厦门中山医院副院长张振清已经 59 岁了。院长王效民感叹说："张振清副院长当时是自告奋勇参加救援的，这是很难得的。"[①] ，在机场即将出发的张振清被记者问及临行的感受，这位厦门医疗队中最高龄的队员用简短的八个字"万事俱备，但求早到"，感动了在场的所有人。

---

① 厦门中山医院原院长王效民口述，记录时间：2023 年 5 月。

五月的蜀地，已是酷暑难耐。5月16日医疗队员抵达。厦门医疗队被分配在成都第五人民医院，这里距离汶川、德阳重灾区很近。厦门医疗队顾不上休息，便直接投身到紧急的医疗救援中。然而，面对远道而来的兄弟单位，成都第五医院体恤他们的辛苦，午餐时为两桌救援队员安排了十来个菜，队长张振清瞬间急了，"现在是非常时期，你们不能拿我们当客人，我们是要一起并肩作战的同志"。①

5月17日，根据指挥部的命令，医疗队开始了紧张、危险、艰难的全覆盖巡诊历程。酷热的天气中，队员们肩负着沉重的药品、手术设备、干粮和饮用水等，每日行程数十里，一边救援一边为灾民送物资。

至5月19日，刚刚结束乡下巡展的厦门医疗队接到通知：19日—20日可能发生6~7级余震，要赶紧把伤员转移到空旷区域。张振清得知后，马上带领队员冲上最高层6楼，主动转运病情最重的ICU病人和手术病人。转移完病人已是深夜，凌晨又下起了大雨，张振清带着队员们铺好雨衣在露天短暂休息；第二天，又赶去当地指挥部领取厦门队的救灾物资。殚精竭虑地连日劳累加之受凉，张振清至今仍带着阴天时腰腿酸痛的老毛病。

经历过灾区艰难的点点滴滴，张振清却说："我们所经受的考验远远没有办法和灾区人民相比，灾区的群众才是最令人钦佩的。"在灾区进行手术时，患者家属对医疗队再三言谢，这于苦难当前的善良与隐忍，每每让张振清及队员们感动，而后一切悲欢相通与悲天悯人的情怀都转化为润物细无声的帮助。

前方是挥汗如雨、争分夺秒的救援，后方亦有强大的医疗团队为后盾。返厦途中，张振清及厦漳泉医疗队是肩负着使命归来的，

① 30多台手术等着厦门医生 [N]. 厦门晚报，2008-05-17.

这个使命是：要安全护送 280 名伤员抵闽医治。这是一项繁琐且压力巨大的工作。仅是核实病人，医疗队员们就跑遍了成都 20 多家医院。返程的列车上，面对近 300 名伤员，大家更是一刻也不敢松懈，即使是深夜大家仍然在每节车厢中巡查。抵厦各院分配病人时，张振清选择把最重的伤员安置在了厦门中山医院。

张振清的安排，一方面是厦门中山精神的风骨，而另一方面，自是来自厦门中山医院以医疗实力支撑起来的底气。王效民说："厦门中山医院的急诊部配套是厦门最大、最全的，基本上厦门的重大外伤事件都会安置在中山急诊部这里。"[1] 厦门中山精湛的医术、精良的医疗配置，便是托底重症伤员的底气之所在。

当伤员抵达厦门中山医院的那一刻起，全院已然整装以待。"举全院之力治疗伤员，一个也不能落下"，这是厦门中山人的信念。他们以高超的医术治愈着患者的身体，更以和风细雨般的人文关怀温暖着患者的心灵。

2008 年 6 月 18 日，在厦门治愈的首批 47 名灾区伤员可以出院返乡了。厦门各大医院医护人员的亲和温度让患者们感激不已，感恩的字条贴满了医院的墙壁，一面面锦旗送到了医护人员的手中。有数据记载这首批治愈伤员的分布情况——

厦门中山医院 12 名，市第一医院 6 名，市第二医院 1 名，市中医院 5 名，市第三医院 6 名，一七四医院 17 名。[2]

2008 年 12 月 5 日，在第五届中国医师节颁奖典礼上，张振清荣获中国医师最高奖项——中国医师奖。当年，全国 98 位医师获

---

① 厦门中山医院原院长王效民口述，记录时间：2023 年 5 月。

② 首批 47 名治愈出院的四川灾区伤员今早返乡 [N]. 厦门商报，2008-06-18.

得此奖项，张振清是厦门唯一荣膺者。

当地震灾区还在地动山摇，面对生与死的艰难抉择，他把危险留给自己，把逃生的机会让给了队员，他的事迹感动了整个厦门。他，就是厦门援川医疗队队长、厦门大学附属中山医院副院长张振清。[①]

又一次，来自厦门中山医院的精神力量让中国为之感动！

又一次，厦门中山医院让国人感受到了医疗界的力量与担当！

随之在2008年发生的甲型H1N1流感大流行中，厦门中山医院同样是义无反顾地扛起了筑就市民健康防线的使命，作为当年境外发热病人的留院观察医院，肩负起守护城市的重责。2008年5月8日，时任国务院总理温家宝抵厦考察，第一站就来到了厦门中山医院探望发热病人，并视察、问询了厦门各大医院的防控准备方案，做出了"要有备无患，毫不松懈"的指示。

在漫长的历史长河中，有文明的跃升，便会伴随着猝不及防的意外和灾难。但，"一个聪明的民族，从灾难和错误中学到的东西会比平时多得多"。它以强有力的"反作用力"引发全民更为深层的思考，在沉重与温暖中让所有人的心紧紧地系在一起。它也往往可以激荡出被隐藏的潜能与力量，并将其转化为同仇敌忾的如虹气势。

正如这阶段的厦门中山医院，在辉煌的征程中以夺城拔寨的气势在医疗领域树立起一个又一个了不起的"厦门品牌"，在危难的旅途中同样以坚韧顽强的原生动力与厦门特区休戚与共，以更为无我的姿态追逐着天下为公的医学荣光。

---

① 从医三十年，对得起"医生"[N]. 厦门日报，2008-12-16.

第五节 跨越 | 续缘厦门大学，跨入三甲方阵

士不可不弘毅，任重而道远。

2002 年，刚履新院长之职不久的王效民，心中涌动着的是"做大事"的激情。从一开始，他为厦门中山划定的目标便足够宏远：做一流名校的附属医院，做三甲医院，在他看来，无论是从时代的氛围抑或中山的底蕴而论，这都是厦门中山医院务必要快速抵达的"人间正道"。

岁月云涌星驰，几代中山人努力的结果珠玉在前：进阶三乙，跃升厦门大学医学院第一临床学院，医教研全方位多轨并行。但何其有幸，这代中山人已然走进全新的"时势造英雄"的时代氛围中：腾飞的特区铺就了医疗发展的康庄大道，汹涌而至的医改洪潮把发展契机拍打到了风口浪尖上。"人的一辈子能碰上几个做大事的瞬间呢，而且这样的大事将得以在我们这代人的手中书写与造就，是时代把我们的激情燃烧起来了。"[1]

天时地利人和，践行与实现中山的宏毅目标碰上了大好机遇。王效民说，自己是个很腼腆的人，但是面对着医院全体人员他并不紧张。"兑现目标是一群人的使命，我只是要把属于所有中山人的使命讲给大家听，所以没有什么好紧张的。只有作秀才会紧张，因为怕自己演砸了。而我们的目标再真实不过。"[2]

这两个"真实的"目标并非好高骛远的空泛想象，实则是厦门

---

[1] 厦门中山医院原院长王效民口述，记录时间：2023 年 5 月。

[2] 厦门中山医院原院长王效民口述，记录时间：2023 年 5 月。

中山医院领导班子经过深思熟虑的结果：从情怀角度考虑，厦门中山医院与厦门大学在根源上就有着深厚的不解之缘，做厦门大学的附属医院，这是前缘再续的美事；从现实角度思量，要深化医教研防四位一体的目标，联手南方之强厦门大学是最通达的选择；至于进军三甲的目标，这更是箭在弦上，势必要发了！从厦门特区的大局着眼，彼时厦门还没实现三甲零的突破，厦门中山医院作为特区医疗龙头，没有理由不承担起破局的使命；从厦门中山医院自身的发展来看，已然身处三乙梯队，三甲是跳一跳就有希望抵达的目标。

战略规划是一目了然的，当理想照进现实，需要考虑的就是步子要怎么迈的问题了。

理念的渗透进而达成共鸣是需要时间加持的。

对于进军厦门大学附属医院的目标，第一波质疑是来自厦门中山医院院内以及它的众多支持者。厦门中山医院一路行至当下，自是承载了太多人的心血与厚爱。而厦门中山之所以成为今天的厦门中山，经久不息甚至历久弥新，本质上是精神力量的灌注。如果厦门中山变成"厦门大学附属中山"，那曾经感召代代厦门中山人的精神标识是否也会成为一种"附属"呢？

院长王效民及院领导班子理解这来自内部的忧虑。

时代的车轮滚滚向前，与时俱进是发展的内在需求。中山精神曾经是中国先进文明的昭示，它更应该变成一潭创新的活水，去引领特区全新的医学时代。何况，无数成功的案例已经摆在面前，"世界上最好的医院都是大学的医院，好的医生也多半是老师、研究员、博导，中山医院要发展就要引进最好的人才，要引才就要做一流大学的一流医院"。[1]

---

[1] 厦门中山医院原院长王效民口述，记录时间：2023 年 5 月。

坚定的发展信念终于在厦门中山医院内部达成共识。王效民说，当年他上任后的头等大事，就是去见厦门大学的校长。时任厦门大学校长的朱崇实教授，在得知厦门中山医院的来意后，欣然表示愿玉成此事。

这些年来，在实施医教并行、促成与厦门大学续缘的动作上，厦门中山医院有诚意更有战略，先通过爱国华侨牵线，以及市政府大力推动于1996年促成建立厦门大学医学院，而后在2001年成为厦门大学医学院第一临床医院，但这距离成为厦门大学附属医院还隔着一大步。

工作推进的过程并非一帆风顺，里里外外、上上下下要达成共识，并获得批准的部门很多。公立医院和公立大学要发展，自然要得到市领导的支持。每见一位领导，就要把成立附属医院的理念、利弊各陈词一遍，而每陈述一遍，王效民就觉得事情的推进又扎扎实实地向前进了一步。

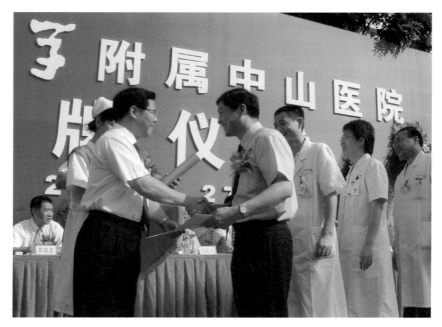

2005年，时任厦门大学校长朱崇实为医院受聘的教授、副教授颁发聘书

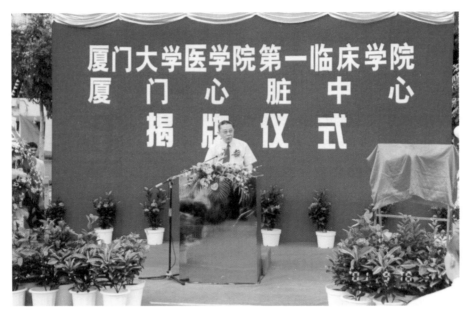

厦门大学医学院第一临床学院、厦门心脏中心揭牌仪式

好在，厦门市委、市政府对此事同样是给予了不遗余力的支持和关心，2005 年 9 月，经厦门市人民政府、厦门大学同意，并经福建省卫生厅批准，厦门中山医院正式成为厦门大学附属医院，更名为"厦门大学附属中山医院"，保留厦门中山医院为第二名称。

在厦府函〔2005〕58 号文件《厦门市人民政府关于厦门中山医院作为厦门大学附属医院的复函》中，我们可以清晰地看到厦门市政府的批示：

三、厦门大学附属中山医院的党务工作、行政工作和临床医疗卫生工作仍由厦门市卫生局管理，临床教学工作由厦门大学负责管理。四、厦门大学附属中山医院的主要领导由厦门市、厦门大学按照干部管理权限和程序共同考核，院长由厦门市、厦门大学联合行文任免。厦门大学附属中山医院院长应兼任厦门大学医学院常务副院长，厦门大学附属中山医院党委书记应兼任厦门大学医学院党委副书记。[①]

值得一提的是，厦门中山医院是厦门大学首家附属医院。

加入了厦门大学的发展平台，这在厦门中山医院的发展历史上是一件令人欢欣鼓舞的大事。自此，"天下为公、造福社会"的中山文化和"自强不息，止于至善"的厦大文化融合在了一起，形成了更富魅力的附属医院文化。

在厦门中山医院成立80周年之际，时任党委书记邹爱东回顾着80年的辉煌历程，不禁感慨万分地说："回首厦门中山80年来风风雨雨，最让人感慨的是我们中山医院与厦大的不解之缘。1928年林文庆建院之初……他教会中山人以治学的态度治医。1996年厦大与市政府合办医学院，中山医院已被列为其配套工程。从最初的临床教学医院，到临床学院，再到附属医院，中山医院一步一步更紧密地融合到厦门大学的怀抱中，深受这所重点学府文化滋养。"[②]

是的，厦门大学平台给予了厦门中山一个全新的起点，滋养着厦门中山医院在人才引进、临床医疗、科研、教学方面有了质的飞跃，构筑了更高远的发展平台。自此，厦门中山医院开启了大张旗鼓招才引才、铆足劲头科技创新的新篇章，临床教学更是走向规范化，在国内国际的学术交流也愈加频繁，开启了一个辉煌不断的学科长足发展期。

独具特色的名校附属文化，赋予了厦门中山医院更为清晰的发展步伐。面对着多轨并行、极速狂飙的发展速度，厦门中山医院在

① 厦门市人民政府厦府函〔2005〕58号文件．厦门市人民政府关于厦门中山医院作为厦门大学附属医院的复函．

② 厚德慈悲寸寸心，济世惠民殷殷情[N]．厦门日报，2008-04-08．

思索着更为长远的、高层次的发展理想。

王效民认为，一所医院的发展之路，早期应满足于硬件的改善，进而追求技术的成熟，到最后，就是不断完善服务。以高质量的服务，让老百姓信赖，这是厦门中山医院的终极发展目标。

沿袭着"以人为本""优质服务，止于至善"这至臻至简的发展理念，厦门中山医院在文化建设与人文医学理念发展中走出了一条中山特色之路。在厦门首开心脑血管病急诊绿色通道，提高危重症抢救成功率；匠心独运地开通门诊预约电话，让看病难、候诊时间长成为过去时；通过系统网络管理，优化就诊流程；注重医疗慈善的力量，自 2005 年起，厦门中山医院基金会便与厦门心脏中心联手启动"爱心助先心"活动，帮助了闽西南近 300 位先天性心脏病儿童……

文化为擎，步履不辍。站在全新起点上，厦门中山医院纪念着过去，亦谋划着崭新的未来。"做一流名校的附属医院"的远大目标已经实现，"进军三甲"的前进步伐已然启程！

与冲刺三乙不同，冲刺三甲对当时的厦门中山医院来说，基本上属于奔赴一场胸有成竹的考试了。但当时存在一个问题，从 1996 年开始，福建省卫生厅的三甲评审处于暂停状态。

时机未至，唯有潜心厉兵秣马，静待花开了。三甲的评选标准自然是严苛的，"用等待期赢来的时间成长、筹备资料，这期间中山医院各个轨道突飞猛进的发展，成为对冲击三甲最好的备考"。[1]

2006 年，为改善福建的投资环境，提高全省医疗水平，福建省卫生厅停顿 10 年之久的三甲综合性医院等级评审工作重新启动。厦门中山医院历经数载的不懈努力，终而圆梦三甲。2010 年 12 月 7 日，福建省卫生厅正式下发首批评选通知——

---

① 厦门中山医院原院长王效民口述，记录时间：2023 年 5 月。

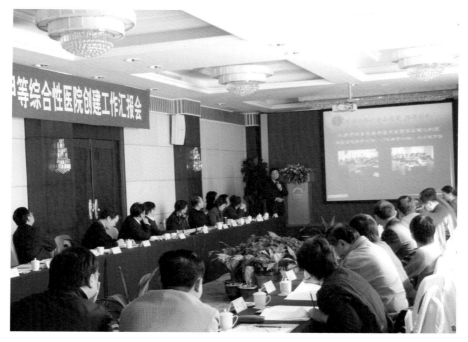

2007年，迎接福建省卫生厅"三甲医院"评审

复评合格的三级甲等医院：福建省立医院、福建医科大学附属第一医院、福建医科大学附属协和医院、三明市第一医院、厦门市第一医院、福建医科大学附属第二医院、厦门大学附属中山医院、漳州市医院、龙岩市第一医院、泉州市第一医院。①

当年福建省首批三甲评审圆满落幕。厦门中山医院于2007年5月荣登三甲榜单。这是极具跨越意义的一次三甲等级评审，厦门从此告别了没有三甲医院的时代。

续缘厦门大学、冲击三甲，数载砺剑，两战告捷，厦门中山医

---

① 福建省卫生厅，闽卫医函〔2010〕1120号《福建省卫生厅关于公布第三周期三级综合医院首批评审结果的通知》。

院可谓风光无两。邹爱东这样评价这一阶段："中山的整个状态达到了巅峰时期，大家为中山感到荣光和骄傲，百姓和业界也对中山有口皆碑。"[①] 厦门中山，傲居厦门医疗领域前列，它以更国际化的姿态、更宏大的视野昂然迈入全国强院之列，背负着神圣使命，诠释着更为广博的中山影响力与更为振聋发聩的中山声音。

第六节　盛典 ｜空前盛大的八十周年庆

2008 年，厦门大学建南大会堂铭记了中山发展史上的一次空前高光。经久不息的掌声与欢呼声响彻礼堂，镌刻着厦门中山医院 80 周年的辉煌与荣耀。

这是一场史无前例的周年盛典，承载的意义又是如此与众不同。时任厦门中山医院院长王效民笑言："这次庆典一切从简。"但这一场"从简"的盛典，承载着厦门中山医院沉甸甸的 80 载荣光，充盈着厦大和厦门中山这对世纪姊妹再续前缘的美好情怀，展现全国首个"中山联盟"济济一堂的盛景，回荡着指挥家郑小瑛敬献的浓情交响乐。厦门大学与厦门中山医院再续前缘，可谓凝聚了数代中山人的努力。自 1928 年林文庆先生创办厦门中山以来，厦门中山与厦门大学伴随历史激荡交织，历经 80 年竟又宿命般地交融在一起，不得不令人感叹！

2008 年是厦门中山医院 80 载院庆，亦是厦门大学 87 载校庆，厦门中山医院领导班子与厦门大学校领导不约而同地想把这份珍贵的缘分馈以一场盛大的仪式，"南方之强"与"中山之光"便强强联手，以"八十年回归路"为主基调，打造了一系列隆重而富有纪

---

① 厦门中山医院原党委书记邹爱东口述，记录时间：2023 年 5 月。

念意义的庆祝活动。回顾厦门中山医院波澜壮阔的80载历程，就像一曲雄浑的交响乐，厦门中山80周年庆典在环节的设置上，也巧妙地构思了一串串跌宕起伏的"音符"，多个环节连缀成珠，其中精彩与深意自是令人回味无穷。

80周庆典的日程是从2008年4月7日延续至4月9日。透过一篇篇洋溢着欢乐与喜悦的报道，我们似乎仍然可以再次置身这场盛大的庆典中。

2008年4月7日，地上层高23层的现代内科综合大楼奠基仪式揭开了80周年庆典的序幕，似是辉映着1980年复办之际厦门中山在滩涂地上移山填海、艰苦卓绝的峥嵘历程。

健康快车开进厦大校园"送健康、送温暖"是院庆活动中极具匠心的一个安排。在厦门大学与中山医院双庆之际，陈治卿、王焱、赵慧毅等众多名科名家走进厦门大学三家村、颂恩楼、漳州校区，开展健康讲座、健康咨询与义诊，为一众师生送去来自附属医院的健康关怀。同时一支来自厦门中山的优质医疗队伍走进了社区，走到了乡镇。响应着彼时厦门市卫生局推进社区卫生医疗服务的号召，在院庆之际，厦门中山人依然牢记博爱之使命，践行着"千名医生下乡镇"的使命，下沉乡村进行义诊与技术帮扶，让强大的厦门中山医学力量辐射的范围更为宽广。

医院广场前的文艺汇演也是一段精彩的华章。厦大艺术学院、厦门大学医学院师生的共同表演，让"厦大血统"在厦门中山医院交织，于中山铜像前演绎着一幕幕精彩的表演，大家纷纷为之驻足，院内洋溢着医患同乐的温馨。同时，一场在全市范围内展开的院史征文活动启动了。沿着"我们知道的中山医院，我们感受到的中山医院，我们期待的中山医院"的主题，大家纷纷加入追溯与见证中山征途的行列。过去、现在、未来三个时间点似乎在那一刻交融，千人千面，却共同绘制出了一幅无比璀璨纷繁的中山画卷。

　　一场前所未有的中山医学联席会与中山管理论坛于这一年的 4 月 9 日启幕！

　　这在当时又是一项极富情怀的全国首创，最初构想则来自王效民。他后来在接受采访时说："创办中山医学联席会的构思在我脑海中已有好多年。当年，我从上海的中山来到厦门的中山，我就在想，既然同为中山，同样与中山先生有着深厚的历史渊源，何不联合起来，共谋发展？现在夙愿得偿，我们将共同担当中山形象，绵延中山精神，展现中山风貌。"

　　活动当日，来自全国各地的 13 家在中华医学界享有盛誉的"中山系"医学机构在厦门中山汇聚。大家心怀对中山精神的缅怀与崇敬，当日正式签署协议，宣布正式创办"中山医学联席会"。联席会创办旨在打造一个强大的中山品牌，以医学之力造福社会，惠及民众。联席会创办之后，随之而至的便是首届医院管理论坛，来自海峡两岸及香港、澳门等地的医院管理者们济济一堂，共同探讨了医院管理的新思维。也是在第一届论坛上，规定了联席会以后将采用"轮值主席"制，由每届轮值主席单位承办联席会框架下开辟的"中山医学论坛"。当时有报道记载了"中山医学联席会"的成员名单——

　　中山大学中山医学院、台湾中山医学大学、复旦大学附属中山医院、中山大学附属第一医院、中山大学附属第二医院、中山大学附属第三医院、中山大学附属第五医院、中山大学附属第六医院、台湾中山大学附设医院、大连大学附属中山医院、厦门大学附属中山医院、澳门镜湖医院、中山市人民医院。

　　"南强院士论坛"是厦门中山医院 80 周年庆中的又一重量级环节。汤钊猷、陈洪铎、张运三位与厦门中山医院渊源深厚的院士，带着各自研究领域的真知灼见，为厦门医学界带来了一场高屋建瓴、精彩绝伦的学术讲座。由厦门大学常务副校长潘世墨为三位主讲院士授予"厦门大学南强讲座碑衔"。潘世墨在现场接受记者采访时这样说："厦门大学每年有 500 多场大大小小的学术讲座，只有最高层次的讲座才堪称南强学术讲座。"

璀璨的"中山之夜"交响音乐会揭幕了庆典的最高潮！

2008 年 4 月 8 日晚上 8 时，厦门大学建南大会堂可谓群贤毕至，鸿儒满座。郑小瑛的交响乐团以流转跳动的旋律牵动着来宾们的情绪，也诠释着厦门大学与厦门中山医院风雨共进的来时路。中山人，厦大人，爱心华侨，中山联盟……一切与中山、与厦大相连的血脉，在厦门中山 80 周年发展的里程碑旁，共同见证着厦门中山医院沧桑变幻的履痕与奋然前行的雄心壮志。王效民院长做了开场致辞，阐述了中山医院 80 年的回归路，满座的见证者们无不是心潮澎湃。

一场盛大空前的盛典，铭刻的是专属中山人的独家记忆；每个跳动的音符，诉说的皆是代代中山人步履不息的来时路；汇聚着荣耀，收获着赞誉，"自强不息，止于至善"的厦大文化与"天下为公、造福社会"的中山精神紧密融合，鞭策着、指导着厦门中山医院不断地超越自己、超越历史。高光常在，但精益求精的医学精神却永无止境。

行走在容纳了厦门中山医院万千荣耀的时代中，似乎在翻阅一本厚重的、基调波澜壮阔的卷轴，随意定格一页，便是扑面而来的满目璀璨。纵有如椽之笔，亦有意难言尽之憾。

"江海轻舟今已具"，终而"前路漫漫亦灿灿"，令人感喟之余，亦为厦门中山欣喜；歌咏其辉煌，也共鸣其澎湃。作为后来者，对前行者的辉煌顶礼膜拜是以史为鉴的谦卑，而纪念和共鸣每一份历史上的荣耀，本质上都是为了更好继往开来。

生于盛世，不负盛世，这俨然是该时间段内厦门中山医院的发展写照。

然而，没有一日建成的罗马。无论是灿若星辰的学科建树，还是人才蔚起的强院之基；无论是率天下之先的医疗创新模式，抑或医教研防四位一体的多轨齐驱，再或者是劈波斩浪地续缘厦大，冲击三甲，都并非一日之功，这一切耀目的荣光背后，凝聚着代代厦门中山人的厚积薄发之功，书写着众多厦门中山医者的赤子初心。每代人背负着时代赋予的使命，或夯基垒台，或积厚成势，当时代以恰如其分的契机加持，方才成就风光无量的盛世。

"志之所趋，无远弗届"，胸怀大院格局，以为生民立命为己任，是厦门中山医院一以贯之的精髓与风骨。无论是起于微时，踽踽独行，抑或深陷战火，饱经坎坷，更不必说在特区改革开放的春风中茁壮复兴，"天下为公、造福社会"的中山精神基底始终灼灼其华，融合着一代华侨的家国精神、海纳百川的特区精神、"自强不息，止于至善"的厦大精神，不断成长兼容的中山精神，一路前行一路风华，指引着厦门中山医院走向闽西南第一医疗阵地，继而走向全国强院之林，甚至走向更为辽阔的国际舞台。

这是精神的力量，亦是文化的底蕴。这是属于厦门中山的一个史无前例的荣耀时代，但绝不是中山发展征途的制高点。在长河奔腾、万物勃发的全新时代，前方总有无尽的高光。

第六章　新时代·新征程·新梦想
（2012—2023 年）

2012 年，世界的目光聚焦中国。习近平总书记于 11 月 29 日郑重宣示了伟大的中国梦："实现中华民族伟大复兴，就是中华民族近代以来最伟大的梦想。"

伟大的复兴梦，伟大的中国梦，随着铿锵有力的坚定宣言、中华民族进入了不可逆转的历史进程。浩瀚梦想犹如号角，吹响全国上下奋斗的时代旋律，也开启了大国又一气象万千的恢弘十年。于沧桑砥砺中前行未断，厦门中山医院再一次站在了新的历史征途上！

是的，又一全新的征途。

唯有时代才是最伟大的缔造者，它以不容置疑的姿态规划着每代人不同的使命长征。1928 年的厦门还是闽西南的海岛小城，厦门中山医院生于兵燹匪患之中，肩负着打造"厦门人自己的医院"的使命；战争硝烟接踵而至，侵略者铁蹄踏进中华大地，救亡图存、家国情怀便是中山人于滚滚战火中的使命；新中国成立，随之改革步伐如初升红日喷薄而至，复兴中山品牌、与特区发展同频共振是为中山医院复兴阶段的使命；及至特区发展风起潮涌，乘时代争流之势浪遏飞舟，将中山擎举到前所未有的辉煌巅峰，为特区的医疗卫生事业打开格局，这是厦门中山之于腾飞阶段的使命。守望初心，踽步踏歌，于簇新的征程起点前，厦门中山医院又将肩负怎样的使命？

复办 30 载有余，"中流击水，浪遏飞舟"，厦门中山医院在这大开大合之势中拔群出萃，可谓名扬闽西南，位列全国强院之群。行至于此的厦门中山医院，俨然昂首屹立于众山之巅，一派风光无限好。这是一座很难逾越的高峰，比狂飙突进的大发展更难的，是百尺竿头更进一步的突破，原理正如高手之间的巅峰论剑。诚如前院长王效民教授提及的医院发展三段论："一所医院，早期满足于硬件的改善，进而追求技术的成熟，到最后，就是不断完善服务，成为一所让老百姓信赖的医院。这是医院发展的终极目标。"

大道至简，"成为一所让老百姓信赖的医院"实则是一项更为宏观全面的考验，它意味着厦门中山医院需要从高速化的发展步调转向更为精细化、高智化、人文化的发展战略。

深耕潜行于此的厦门中山医院，经历过岁月之艰、闯关之难，与时偕行、顺时之势的精神底色已然镌刻于心，如虹征途上，厦门中山医院使命鲜明、足音铿锵——

厦门中山医院院长蔡建春回望着厦门中山医院自 2012 年迄今的发展征途，这样诠释厦门中山医院的"高质量"行进历程：

一所医院高质量发展的征程并非一个宏大的憧憬，积跬步以至千里，2019—2022 年，厦门中山医院连续四年"国考"A+；2012 年截止到当前，厦门中山医院有三大国家重点专科，十五个省重点专科；在科研方面，短短四五年时间，前后取得了十几项国家自然基金项目，我们有一个省重点实验室、七八个市重点实验室……这些真实的数字，镌刻在中山的高质量发展的征程上。①

深耕医院精细化管理，坚持走增效节支，提质创新之路，始终

---

① 厦门中山医院院长蔡建春口述，记录时间：2023 年 10 月。

秉承历久弥新的创新精神，不放弃每一个生命，不懈打造"高精尖"的医师队伍，不断推进破解疑难罕见病防治难题的"中山方案"。①

这是全新的使命考卷，厦门中山医院亦以全新的解法实现了破题。

曾连续 5 年在全省三级医院评价中名列全厦门综合医院第一；曾连续 6 年国家自然科学基金立项数位列全省医疗单位第一；在中国科技量值排行榜中，多个学科进入全国百强；连续 2 年跻身中国医院竞争力排行榜"顶级医院 100 强"榜单。②

过往征途可谓葳蕤生光，荣耀一路蓬勃长渡。厦门中山医院原党委书记牛建军教授对此不胜感怀："医疗的发展从来不是朝夕之功。它是历史的沉淀、是人才的擎举、是特区的契机、是中山人的拼搏，更是厦门市委、市政府的一路扶持。"③

筼筜日升，鹭江潮起，天时地利人和均以恰到好处的方式碰撞交织，星光终究不负赶考人的全力以赴。心怀砥砺奋进之志，高举建设"健康中国·健康厦门"的旗帜，厦门中山医院以十足的底气和无限的活力，再一次开启了长风浩荡的征程，再一次刷新了"中山高度"，拓宽了"中山格局"，开创了一个医教研防发展更为高阶、医患关系更为温暖、科技创新更为前瞻、影响辐射范围更为广大的全新中山十年。

---

① 厦门大学附属中山医院 | 全国百强，创新技术屡获奖 [N]. 厦门日报，2023-08-18.

② 厦门大学附属中山医院 | 全国百强，创新技术屡获奖 [N]. 厦门日报，2023-08-18.

③ 厦门中山医院原党委书记牛建军口述，记录时间：2023 年 5 月。

第一节 建设│高峰高原高地的学科战略

"博爱中山、精诚至善",这全新历史阶段下浩远的中山精神长风,振奋着奋楫笃行的中山人。"十四五"期间,强化医疗体系布局,在全国、地区、全省范围内打造出"高峰、高原、高地"并重的"三高"医疗布局,是国家对医疗体系发展的全新战略号召。

一座医院的发展同样应筑就自身辽阔的"三高"幅员。

"中山医院要打造更多拿得出手的专科,中山人要扛起更强大的医学担当。"这是蔡建春及中山医院领导班子对此阶段医院发展的朴素寄望。屹立于院校合力的高智平台上,锚定最高阶水准的发展雄文,落笔方能惊艳无双。况且此时的厦门中山医院已然站位在闽西南的一流医疗发展梯队之中,起高峰、建高地、成高原,厦门中山医院责无旁贷。

2012 年 8 月,蔡建春履新厦门中山医院院长。"打造学科技术高地,推动医疗提质升级",这是他上任初始便为厦门中山医院谋划的蓝图。以创新化的医疗管理模式为引擎,推行增效、节支、提质、创新,以名医、名科拉动学科发展,以新技术、新设备助推医疗服务升级,为厦门特区的百姓支撑起一片更为高效、便捷、温暖的就医环境。一如院长蔡建春心中所涌动的中山情怀:厦门中山应该是强大的,也应该是柔软的。与中山相关的,是无数的人们和无尽的远方。

"历经天华成此景",厦门中山医院用荣耀高光照亮了奋斗的历程。我们从 2023 年一组最新的统计数据来看,将更加具象地感知一个不断走向强大的厦门中山医院——

截至当前,"中山医院拥有 3 个国家临床重点专科、15 个省级临床重点专科，是国家药物临床试验机构、国家医疗器械临床试验机构、国家住院医师规培基地、国家普通外科专科医师规范化培训基地、国家高级卒中中心、中国医师协会腹腔镜外科医师培训基地、中华医学会消化内镜培训中心厦门培训基地、中国医师协会神经内镜培训中心，卫生部临床药师培训基地，福建省超声医学培训基地……"①

　　纷纷落子的"国字号"，便是对厦门中山医院这一时期发展强劲动力的最好诠释。以占领高精尖微创技术高地为核心，以引进高端医疗人才为引领，以高位嫁接医学资源为带动，是新时期厦门中山医院学科建设中蔚为壮观的盛况。

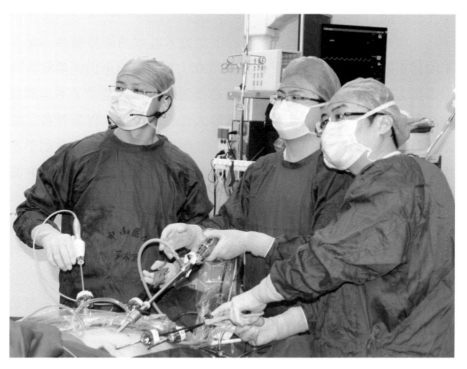

院长蔡建春教授（左）率领胃肠外科团队施行NOSES手术全国直播

① 博爱中山，精诚至善——厦门大学附属中山医院建院95周年，高质量护航发展百姓健康 [N].厦门日报，2023-06-30.

NOSES 是厦门中山医院十载砺剑，为福建乃至国内微创技术领域打造的一座技术"高地"。在以科技进步赋能医学人文方面，微创技术日新月异发展，不再大刀阔斧，而以最小的创伤乃至无创的方式治愈疾病，成为这一时期外科医生孜孜以求的方向。

自 2014 年起，厦门中山医院便瞄定 NOSES 技术深耕，赫然在这方技术无人区领地拔得头筹，填补了福建省在此项技术领域的空白，在国内也居于领先地位。院长蔡建春正是这项高地技术的领军人。2014 年，作为医院胃肠外科的学科带头人，蔡建春带领团队几经摸索实践，开展了当时福建省第一例无腹部切口经自然腔道取标本胃、结肠癌根治术（NOSES）。在这次手术中，应用了蔡建春自行研发设计的"蔡氏套管器"。

一项巅峰技术的伟大，并不在于高处不胜寒的荣誉徽章，而在于如何更好、更广地惠及一方百姓。2021 年，厦门中山医院将当时国内最先进的达芬奇手术机器人引进微创领域，这是个了不起的突破。短短几年时间，达芬奇手术机器人已广泛应用于胃肠外科、泌尿外科、妇产科、普外科、胸外科、肝胆胰外科等高难度微创手术中，截至 2023 年已然实现了对胃肠道肿瘤及良性疾病的治疗方案全覆盖。

只在某一学科领域里深耕而有所建树，并非厦门中山医院企及的远方。为闽西南打造一片群山巍峨的健康屏障，才是厦门中山医院的心之所向。

响当当的厦门中山，响当当的消化内科。厦门中山消化内科是首批国家临床重点专科，近年来这一老牌重点专科剑指巅峰微创领域，致力开展消化内镜微创诊疗及研究，率福建之先开展首例粪菌移植术。

普外科也将技术革新跃升的步伐迈向了亚洲甚至世界领域。早在 2011 年，厦门中山医院吴国洋教授便带领团队完成亚洲首例经

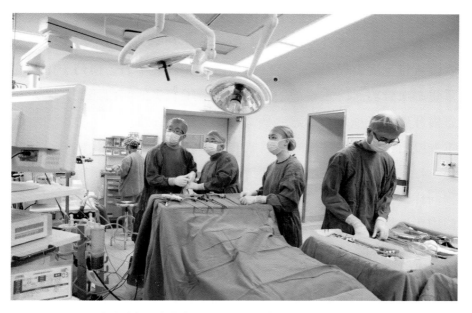

普外科在国内率先开展经口腔前庭腔镜甲状腺切除术

口底入路腔镜甲状腺手术，一战名扬后，团队并未停止技术革新的步伐，劈波斩浪打造出了多起世界先例。2015 年国内率先开展经胸经口联合入路腔镜下甲状腺癌颈侧三淋结清扫联合切除术。2018年，吴国洋团队还牵头起草了国内首部"经口腔镜甲状腺手术专家共识"，至今被行业奉为圭臬。弦歌不辍，鱼渔相授，将高精尖的技术推广及人，是中山医院将博爱精神践之于行的高尚风骨。

厦门中山医院原党委书记牛建军曾戏谑，"吴国洋教授是北京协和等国内各大知名医院的常客，国内手术演示的红人"。虽是戏谑，也是真言。尽管行走在技术之巅，吴国洋在与行业学术交流中一向是倾囊相授，毫无保留，并且频繁地以学术交流和手术直播的形式将一流技术进行分享。将澎湃的浪花融汇于汪洋之中，以美美与共的胸襟涤荡交织出宏大的乐章，"一枝独秀不是春，百花齐放春满园"，厦门中山医院的学术胸襟真可谓有容乃大。

值得一提的是，厦门中山医院的心血管内科于这一时期得以重建。由于历史渊源，厦门市心脏中心独立发展，厦门中山医院心血管内科曾一度出现短暂的空白。2016年10月10日，厦门中山医院重建心血管内科。重建后的心内科保持了一贯的厦门速度，率先在省内开展了多项复杂的冠心病、心律失常等高难度介入手术，可谓重振厦门中山医院在大心脏领域的荣光。

与厦门特区卫生事业发展历程相伴随，厦门中山医院的发展历程同样贯注着创新与开放的特区精神。为促进学科的快速崛起，厦门中山医院走出了一条引进高端医疗人才、高位嫁接顶级医疗资源的复合型崛起之路。

2018年9月29日，国内首个以钟南山院士之名挂牌的名医工作室在厦门中山医院启动。院士的加盟作用，为厦门中山医院的高原学科打造注入了强劲的动力。数载以来，钟南山院士团队定期抵厦，就呼吸与危重症学科的发展进行指导交流，带动着学科向省内领先、国内先进并与国际接轨的高阶方向昂然奋进，并取得丰硕成果。厦门中山在开展所有四级气管镜、胸腔镜等高难度手术领域跻身省、市一流梯队：在厦门率先开展支气管球囊封堵术，前沿性地开展肺减容术以及哮喘热成形术，在省内率先开展超声引导下复杂胸膜活检术及慢阻肺患者4S呼吸康复模式，在全国率先提出并实施"呼吸亚ICU"概念……

深耕笃行，而后推己及人。为推动打造区域呼吸与危重症学科高地，厦门中山医院引领并牵头了闽西南地区每季度的疑难病例讨论，以探索与创新之刃，不断开拓技术高地。

除了自主的技术研发，厦门中山还高位嫁接顶级的医疗资源，不断开展省内、国内遥遥领先的技术与项目，以此不断提高中山的综合诊疗能力：检验科于国际领域率先提出了第三种梅毒实验诊断程序，影响国内外梅毒诊疗指南的修订，该程序已写入加拿大和欧洲部分国家的梅毒防治指南。消化内科开展国内先进的肠菌移植技术，肝胆胰外科开展肝癌转化治疗等多项新技术，神经外科开展血流导向装置治疗颅内复杂动脉瘤、植物人唤醒术等多项技术，耳鼻咽喉头颈外科开展骨桥植入新技术，关节外科在腕、肘、髋关节置换技术，血液科开展省内领先的造血干细胞移植治疗技术等方面开创多项全国首例；肿瘤 MDT 团队日趋成熟，覆盖范围辐射几十个病种；嗓音科是国内最早独立设置的嗓音医学专科，诊疗综合实力成为国内行业标杆……

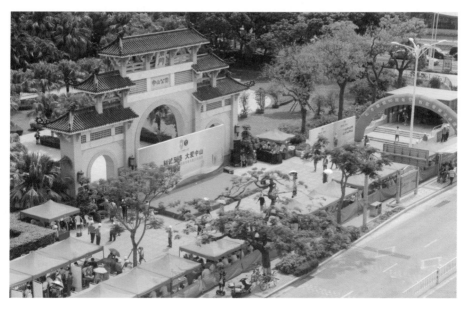

2018年在中山公园南门举办庆祝建院90周年百名专家义诊

为学之实，固在践履；春风化雨，润泽一方。繁盛滋长的学科成绩，蒸蒸日上的技术提升，以不断增长的治愈系力量守护着热土之上沉甸甸的民生幸福感。一览众山小的"高峰"学科成绩，巨匠加持下的"高地"发展光环，"高峰""高地"辐射带动下不断涌现"高原"学科，交织融汇而成厦门中山医院新时期的"蝶变"盛景！

第二节　融合｜院校深度融合、医教相长

锦绣华章背后，是院校合力之下，积力所举、众智所为的沉稳步履。这一阶段，厦门中山医院迎来了与厦门大学全面融合，以深度发展促进腾飞的时期。

自 2005 年 11 月 10 日，厦门中山医院成为厦门大学首家附属医院后，这对渊源悠久的姐妹跨越半个多世纪再续前缘，这是两者间的宿命，也是数代人奔走相赴的使命。厦门中山医院 2001 年成为厦门大学医学院第一临床学院。厦大文化与中山文化水乳交融、交相辉映，映照着寻根之旅的深情厚谊，更映照着未来新程的霞光万丈。

2021 年，厦门大学百岁校庆之际，厦门中山医院院长蔡建春曾深情寄语：

> 厦门大学是著名的综合性大学，各方面的发展颇具前瞻性，为我们附属医院提供了茁壮成长的土壤。厦大附属中山医院是厦大首家附属医院，医院始终秉持厦大"自强不息，止于至善"的校训，以及中山先生"天下为公、造福社会"的精神，与厦大全方位融合，在医教研方面融合，结出累累硕果。[①]

深度融合后焕新的附属医院文化，驱动着厦门中山医院长效的发展步伐。加入厦门大学这所国家级重点院校平台，给厦门中山医院带来的裨益是一目了然的：临床教学、医疗教研、人才培养等方

---

① 中山与厦大：医教相长，共建双赢 [N].厦门日报，2021-04-06.

面交相辉映，医教研相长，一流的人才、顶尖的技术、先进的管理理念不断涌进中山，医院发展呈现一派蒸蒸日上的景象。

回顾厦门中山医院在奔赴厦门大学附属医院的征途上，当时的院领导班子可谓"千磨万击还坚劲"。回顾昔日初心，王效民教授不免语重心长、万千感慨："当年我们费这么大力气成为厦门大学首个附属医院，为的是什么？我们看中的是'教学相长'，希望通过教学机制进一步提升自己，同时搭建起引进高端人才的平台。"①有了厦门大学的光环加持，当年厦门中山医院在招聘现场，总是门庭若市，"厦门大学"的名号，俨然一块耀眼的金字招牌。具有前瞻性的思维让厦门中山医院占据了发展的先机，其澎湃的进程也激活了厦门各大医院入局厦大平台的进程，厦门中山就像一潭活水，也间接推动整个厦门医疗系统教学相长的进度。

逐光前行，光芒万丈。截至2023年，厦门中山医院的学科平台上，已然"群贤云集、往来鸿儒"，人才梯度的蒸腾向上，是院长蔡建春的心之所向。他亲眼见证了医院人才梯队这些年的成长："副高以上专家，2012年厦门中山有339人，到2023年有802人；硕士生2012年是337人，到2023年达到686人；博士生2012年是73人，到2023年是163人。"②20世纪三四十年代，一众高知人才擎举起了中山医院的第一簇薪火；行进至此，蔚然丰茂的人才梯队再次托载起厦门中山医院飞驰式发展的35年。

至于科研教学领域，也是捷报频传、佳绩连连："获得国家、省、市级课题583项，发表高质量SCI论文843篇，国家自然科学基金立项连续6年全省第一。"③

---

① 止于至善，只为厚德精医[N].厦门日报，2015-11-10.

② 厦门中山医院院长蔡建春口述，记录时间：2023年10月。

③ 全国百强，对标一流谱新篇[N].厦门日报，2022-10-10.

不断进步的教学，连续提升的科研能力、人才素质，长效推进的技术和质量管理，让厦门中山医院得以建立起完善的质量控制体系。纷纷上马的新技术、新项目，填补着闽西南的医疗空白，收治的疑难病例和急危重症病例也逐年增多，随之而来的，便是一个口碑愈加完善、百姓信赖度愈加提升的有担当的大医院。

医教相长的优美和弦同样在厦门大学的医科教育体系中流淌。

回溯过往，厦门中山医院作为厦大临床教学基地，助力厦门大学构建了完整的医学教育体系。时光荏苒，薪火延续，随着厦门中山医院不断提级的教学人才团队和高端的实验教学配置，厦门中山医院每年完成厦门大学本部及马来西亚分校近千名学生的临床教学任务，并以全英文授课圆满完成首届印度留学生班的临床教学任务。

深深扎根，一朝极致绽放。如今的厦门中山医院，昂然迈入教育部高校首批大学生校外实践基地行列，每年完成近万人次的培训。履践致远，芳华待灼，厦门中山医院积极推进"双一流"课程建设，通过了标准化病人导师国际资质认证；推动临床与教学的无缝衔接，积极扩充实验室资源，开展特色外科技能培训，让医学生进行腹腔镜模拟训练。与此同时，更是别出心裁地开设心理咨询室，帮助学生做好心理健康建设与职业生涯规划。

诚如厦门中山医院对医生的要求：医者，传道授业解惑。在厦门中山的医学平台上，在教学相长的机制拉动下，厦门中山医院的导师不能只是"开刀匠"，更不能只是照本宣科的"教书匠"，在未知中探索，在探索中创新，这才是厦门中山医院源远流长、行稳致远的灵魂所在。

跬步千里，行则将至。高校有了附属医院的支撑，医学教育的步子可谓迈得稳稳当当。在助力厦大推进"新医科"建设、培养新型人才方面不断落地生花。2020 年 7 月，厦门大学成立了首个医学科系：消化病学系，系主任由中山医院副院长任建林教授担任；2021年2月，耳鼻咽喉头颈科学系成立，系主任由时任中山医院副院长蔡成福教授担任。这是于"双一流"战略下科系合一的全新医科建设，是厦门大学与中山医院在医教相长发展之路的又一次融合探索。

薪火相传，弦歌不辍，深度融合而后与时偕行，厦门大学与厦门中山医院共同造就的附属医院文化正散发着别样的魅力，推动着院校以自强不息的姿态，不断探索着精益求精的医学浩瀚长空。

第三节 惠民 | 党建引领，打造百姓信赖的民生医院

在厦门中山医院近百年的发展进程中，绵延的中山精神穿越时间的长河赓续至今，历久弥新；跋山涉水的铿锵足音和鸣着时代的新声，于此阶段奏出了一曲党建引领下的温暖民生和弦；医院文化建设的力量如同强劲的引擎，助推着厦门中山医院成为老百姓信赖的医院。

在众多"老中山"的心中，这是属于厦门中山医院精神文明制高点的时代。

党建引领与医院各项业务工作深度融合，精神文明的作用发挥着长效助推力，筑造起一座精神文明高地。一以贯之的党委领导下的院长负责制，长久地滋养着厦门中山医院稳健前行的步伐。于厦门中山医院党委书记吴启锋而言，"中山"二字诠释的不仅仅是一座医学高峰，古老又年轻的中山医院应该是人文情怀的代名词。"医疗有时解决不了所有的病痛，但关爱和温暖带来的慰藉往往能

滋润心田，带来意想不到的效果。"①

谋民生之利，解民生之忧，守民生之本，成为厦门中山医院这一发展时期最鲜活温暖的颜色！文化是魂，是根，是中山发展征途中永恒的旗帜。这抹鲜活的民生亮色背后，离不开以党建为核心引领下精神文明的带动。

一座充满情怀的人文医院的打造，缺少了文化的注入，便缺乏了澎湃的力量。发挥党委的核心领导力量，厦门中山医院在全新的时代呼声中打造出了"博爱中山、精诚至善"的党建品牌，也让"为百姓健康谋福祉，引领医院高质量健康发展"成为所有中山人心之所向的"远方"。"博爱，是中山源远流长的仁爱之心，与特区与时俱进的包容之态；而精诚，则是一座大型三甲的社会责任。"②

每个时代有每个时代的长征，对于这一阶段的厦门中山医院而言，做老百姓心中的民生医院，是中山最重要的一步棋局。在2023年学习贯彻习近平新时代中国特色社会主义思想主题教育中，厦门中山医院党委更是深深地把"民生"二字镌刻在了所有中山人的心中，也刻在了厦门中山的发展征途之上。"改善就医体验是贯穿主题教育的主要工作。"③ 厦门中山医院党委书记吴启锋这样说。

把一方百姓触手可及的温热放在心中，摆在桌面上，着眼于一方百姓"看病难"的问题，涌动着守护民生健康的情怀，厦门中山医院走出了一条多措并行的医疗服务发展之路。

"以硬件建设的提升为老百姓提供更优质的医疗环境。2013年内科大楼的启动，成为厦门中山医院就医环境改变的一个重要转折

---

① 厦门中山医院党委书记吴启锋口述，记录时间：2023年9月。
② 厦门中山医院党委书记吴启锋口述，记录时间：2023年9月。
③ 厦门中山医院党委书记吴启锋口述，记录时间：2023年9月。

点。"厦门中山医院原党委书记牛建军说。这座全新的现代化内科综合大楼，迎着厦门中山医院成立85周年之际奠基，至2013年落成，投入使用，以550张扩容床位提升着厦门特区百姓住院的医疗环境。

同时期，厦门中山医院湖里分院的二期工程也如火如荼地推进着。这座总建面6万平方米，500个床位的新大楼，同样承载着扩大厦门医疗资源总量、提升湖里居民就医便捷度的使命。这个分院院区建设后，为响应厦门市政府的政策调整，改为厦门市儿童医院使用。

驱动着信息化建设的步伐，智慧化医疗的光辉亦在民生服务领域闪耀。以智慧医疗为群众就医插上便捷的翅膀，此阶段的厦门中山医院已昂首迈入全国领先行列。中山医院对于智慧化的理解便是：绝非高高在上，而是推广及人；绝不是高处不胜寒的虚无概念，而是真正接地气地惠及大众。

那么厦门中山医院的智慧系统上线是如何测试的？

厦门中山医院原党委书记牛建军教授这样说："信息化建设的目的是让所有人能够流畅地使用，我们当时做测试的时候，是让保洁阿姨来使用系统的，保洁阿姨觉得可以，才说明系统是接地气的、实用的，这点不是专家说了算。"[1]

这个智慧医疗系统惠及百姓就医的方方面面：以信息化加持的"日间手术"诊疗模式，让手术慢、出院慢成为历史；患者入院进行术前评估后可当天手术，手术后24小时即可出院。在预约挂号、检查报告推送、就医电子码等方面，智慧医疗均缩短了就医流程，让患者足不出户，只用一部手机便能享受多项服务。

仰望苍穹，脚踏实地，把百姓的健康所需记挂在心中，服务人

---

① 厦门中山医院原党委书记牛建军口述，记录时间：2023年5月。

民健康的情怀也演变为推动医院发展的有力引擎。建立全方位、全开放、全自动挂号预约服务，全省首创并自主研发了智能化医技预约系统。围绕互联互通数据共享、电子健康卡多卡融合、优化流程信息惠民、分级诊疗区域协同、人工智能大数据应用等五大主题，一座着力于守护健康厦门的智慧医院扎根生长，枝繁叶茂。医院六年来获评国家卫健委"改善医疗服务信息化示范医院"、"国家互联互通乙等测评"、"国家电子病例五级测评价"、"首批国家智慧服务三级评价"、"中国医院信息互联百强医院"……

厦门中山医院从纤微之事着手，于琐事中折射一座大型公立三甲医院的格局，在事无巨细的"鸡毛蒜皮"中彰显医院厚重的人文温度。2023年，一场邀请社会监督员暗访提意见的活动在厦门中山医院如期进行。有趣的是，这场"暗访"是厦门中山的自发行为，其目的就是"穿着群众的鞋，以群众的眼光"去解决群众就医中的急难愁盼。而"暗访"的内容琐碎到诸如：拿药后，没有袋子装怎么办？中药买回家，不会煎怎么办？做核磁时，贵重物品没地方放怎么办？……厦门中山解决着一个个堵心的"怎么办"，收获着市民们倾心点赞。

让高精尖的医疗力量下沉，让公立三甲的实力遍及更多的地方，厦门中山医院于医疗体扩容领域也走出了一条卓有成效的发展之路。以"专病专科专技专管"为抓手，厦门中山医院牵头发起"中山+"城市医疗体建设，从"中山+8"到"中山+17"，持续拓展的"朋友圈"，让更多的人感受到了中山力量。2023年5月，厦门莲花医院莲河总院加盟"中山+"，让厦门中山医院优质的医疗资源在社区下沉。截至2023年，17家"中山+"组成单位，包括"11家社区卫生服务中心、3所二级综合性医院和3所专科医院"。[①]

---

① 医疗惠民动真格，优质服务暖民心 [N].厦门日报，2023-08-10.

随着医疗体扩容的步伐，省外也遍及中山优势学科的影响力。厦门中山医院牵头与省内外 16 家对口帮扶医院以及共建医院签约成立区域专家联盟，开通院际转诊绿色通道，来自厦门中山医院的光和热，跨越区域照耀着当地的百姓，解决着人民看病难的头等大事。

站在文明进阶的制高点，人文光辉闪耀璀璨。从积极进取的医疗硬件提升、技术狂飙，到"致广大而尽细微"，久久为功、笃行以致远的厦门中山医院，再次站上了一个全新的进阶点，以温暖的守护力量承载着全新的时代使命，厦门中山医院以自己的力量，见证着每一个全新时代的上扬。

第四节　担当｜两岸桥梁，医路无疆

"肩鸿任钜踏歌行，功不唐捐玉汝成。"回溯历史，整部厦门中山医院的砥砺前行史是一部书写时代沉浮与中山担当的奋斗史。无论于哪一时间节点，厦门中山医院在保持着自身步伐稳健的同时，始终如一地与时代和衷共济。医路无疆，大爱无域，于中山人并非浮夸的无谓陈词，而是他们以脚步真实丈量过的路。

为两岸医学交流架起一座牢固友好的桥梁，是厦门中山人家国情怀的全新绽放。作为厦门的龙头医院之一，如何用活、用好这张极具分量的"中山品牌"，厦门中山医院是从促进两岸情感认同与学术交流的大局思量的。以中山厚重的医学平台力量，增强台湾医学同仁对祖国统一、民族复兴的认同，进而促进两岸的医学学术在交流碰撞中走向高质量发展。

"海峡两岸消化论坛"自 2007 年创立，是由厦门中山医院联动海峡两岸暨港澳台地区医学精英发起，截至 2023 年已经开展至第十一届。砥砺深耕十余载，海峡两岸消化论坛已然被打造为两岸学术领域的高阶学术平台，发挥着深远影响力。

两岸脑血管及神经病学研讨班也是由厦门中山医院牵头主办，锚定神经系统罕见疑难病，推动两岸医学力量共融，探索疑难病症空白领域。厦门中山医院以名科做引领，激活两岸学术融合的场域。

勇立潮头，厦门中山医院以更具国际化的视野与更为兼容的胸怀，在推动"一带一路"的国际化学术交往中亦是主动担当。2023年7月，厦门中山医院主动承办全膝关节置换国际参访班，来自俄罗斯、乌兹别克斯坦、泰国、墨西哥、智利、秘鲁及多米尼加等"一带一路"沿线7个国家的18位骨科专家学者共赴鹭岛，展开一场盛大的学术交流。

爱无疆域，支医扶贫，彰显大爱，厦门中山医院以实践行动铺就一条熠熠生辉的人文大道，让中山人的步履踏遍了祖国各地，甚至跨越国界，远赴非洲。

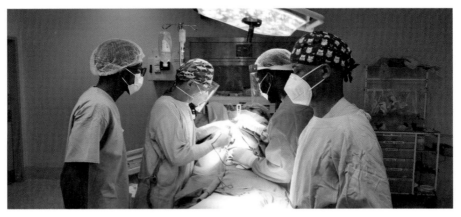

援非医生吴朝辉（左二）获评"全国岗位学雷锋标兵"，
系2023年福建省唯一的入选个人

吴启锋说："近些年，厦大附属中山医院分批输送了 200 多名援医专家，他们远赴甘肃、宁夏、西藏、新疆等地，甚至远赴非洲。有人持续支援时间长达三年。2023 年 8 月 2 日，吴朝辉、纪超这两位支援非洲长达三年之久的厦门中山人回国，他们将大爱与奉献的中山精神带入了广袤的非洲大地，赢得了'鹭岛白衣外交官'的赞誉。吴朝辉以其无私的大爱与出色表现获评 2023 年第八批全国岗位学雷锋标兵，他是福建省唯一入选的个人。"①

在医疗发展水平尚不均衡的华夏大地，奔赴不止的厦门中山人以脚步丈量着辽阔的疆域。在学术指导、技术帮带、人员培训、医疗设备等方面全力扶持，将温暖与先进的医学力量送到人民最需要的地方，也源源不断地以守望相助书写着厦门中山人的无疆大爱。

闽宁协作是习近平总书记在闽工作期间，亲自部署、亲自推动的重要战略决策，承载着总书记的殷切嘱托。厦门中山医院根据国家、省、市的相关文件要求，用心用情用智，深入开展对口支援宁夏海原县人民医院。两地心怀"同一份事业"、扛起"同一份责任"、许下"同一个愿望"。

对口支援期间，厦门中山医院通过专家人才派驻、人员往来交流、远程交流、接收进修、手术带教、业务培训、专科建设等帮扶，提高海原县常见病、多发病、部分危急重症的诊疗能力，帮助培养了一批具有较高水平的临床专业技术人才和医院管理人才，显著提升了海原县人民医院医疗服务能力。

2017 年 1 月至 2023 年 11 月，厦门中山医院共派出 10 批优势医疗队伍共计 63 人次，赴宁夏海原县人民医院开展帮扶工作，其中包括 13 名博士。一批批医疗队员在海原县人民医院诊疗患者 1 万多人次，开展手术近千台，推广临床新技术新业务 30 余项，帮

---

① 厦门中山医院党委书记吴启锋口述，记录时间：2023 年 9 月。

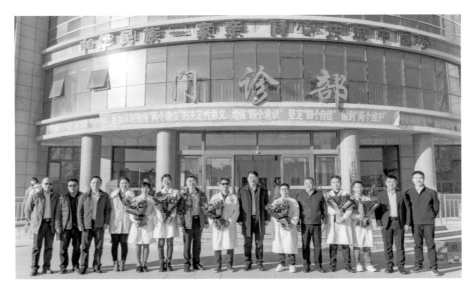

闽宁协作,调研慰问

助多个学科实现零突破。中山医院共接收宁夏海原县医院选送的71名医护人员免费到院进修学习、"充电蓄能"。

每一组数据背后都写满了闽宁之间深深的山海情缘。厦门中山医院党委书记吴启锋表示：下一步，厦门中山医院将按国家、省、市要求，不断发挥三级甲等公立医院排头兵的作用，继续选派优秀的医护人员赴宁组队进行"组团式"帮扶，结合当地医院实际情况，让宁夏人民享受高质量医疗服务，把支援工作抓紧抓好，在新征程上不断为闽宁协作贡献中山智慧和中山力量。

厦门中山医院作为守护厦门健康的坚实后盾，在重大医疗保障中从未缺席：历届海峡论坛、"九八"投洽会、马拉松比赛等重大活动，厦门中山医院一次又一次以大爱、智慧、担当、实力赢得各方赞誉，确保健康无虞。对于这一时期，厦门中山医院原书记牛建军无限感慨地说道："这一时期，不仅是中山专业实力的制高点，在精神文明方面也达到了一个制高点，涌现了无数的感人事迹，

'奉献'已然成了大家对中山人的群体印象了。"①

2018年，来自厦门中山医院的"最美跪姿"医生陈珣、李婷激发了巨大的社会正能量。为拯救脐带脱垂的婴儿，他们以跪姿托住脱垂的脐带和新生儿的双脚。当时这感人的一幕获得《人民日报》、中央电视台、中央广播电视台等多家媒体报道。妇产科副主任医师陈珣也因此荣获"感动厦门"年度十大人物，并获评2018年全国"白求恩式好医生"称号。这一事迹也被编入厦门市委宣传部的原创舞蹈诗《厦门故事》。

一大批有着医者担当的中山人，因卓越的贡献，获得"国务院政府特殊津贴""国家级、省市级劳动模范""中国医师奖""白求恩式好医生""国家级、省市级五一劳动奖章"等殊荣。

第五节 使命｜披星戴月，鏖战三年

2019—2021年，严峻的新冠流感病毒来势汹汹，锤炼着各级医疗机构。吴启锋在提及党建精神的检验标准时说："检验党建引领的标准，就是看医院在危急关头，是否能起到凝心聚力的作用。"显然，在疫情考验中，厦门中山医院统一部署协调，上下一盘棋，让党旗飘扬在一线，牢固铸就抗疫防线，为厦门的抗疫工作交出了一张满意的答卷。

蔡建春在提及抗击新冠的经历时，不无动容："三年疫情，中山承担着巨大的工作量，为支援核酸检测，医院只剩下急诊部，甚至连部分行政人员也培训上岗了。但这是中山的责任，更是中山人的情怀。"②

① 厦门中山医院原党委书记牛建军口述，记录时间：2023年5月。
② 厦门中山医院院长蔡建春口述，记录时间：2023年10月。

193

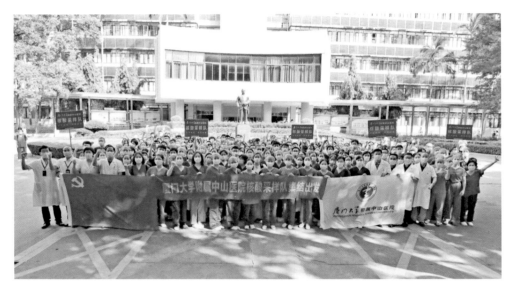

抗击新冠,医者使命

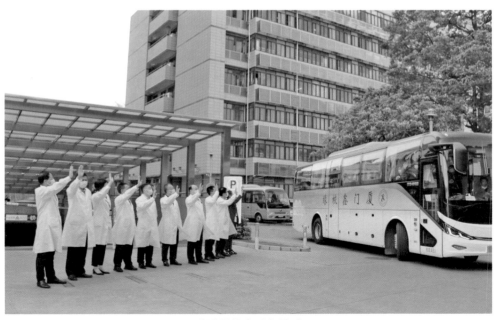

送队员外出采集核酸

面对国家召唤，众多厦门中山医者主动请缨驰援，微光成炬，那是厦门中山医者一贯的炽热担当。

医院先后派出 200 余名同志奔赴武汉、香港、上海、莆田、泉州、海南、贵州等地支援疫情防控工作，他们担当使命，树立"样板"，备受赞誉。同时，全院职工不遗余力、积极支援全市核酸检测工作，不论是凌晨还是深夜，中山人总是快速响应、迅速到岗，守护百姓安全。[①]

2020 年，时任厦门中山医院副院长尹震宇多次向上级请缨驰援武汉。这名土生土长的武汉人，作为厦门援鄂医疗队的领队，把专业和赤诚带往了家乡。他因地制宜，独创网格化垂直管理模式，带领抗疫团队奋战 52 天，创下多个第一：收治病人数和出院病人数双第一、疑难病例讨论数量第一、第一个开展心理干预治疗的病区等；主管的病区被誉为"光谷院区的救治样板病区"。经历了荡气回肠又艰苦卓绝的抗疫斗争，尹震宇被评为2020 年度"全国抗疫先进个人"，并在人民大会堂接受了荣誉表彰。

也是同年，在奔赴援鄂的战场上，厦门中山医生刘慧恒回头时的坚毅目光，刹那间感动了厦门，让

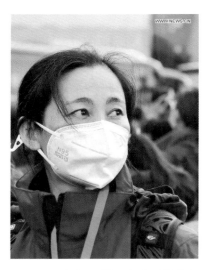

2020年初，厦门大学附属中山医院第一批援鄂队员刘慧恒医生即将出发援鄂，她坚定的眼神，带给人力量

---

① 非凡10年|厦大附属中山医院："医"心为民，勇立潮头[N].福建卫生报，2022-10-10.

无数人为之泪目。这位即将奔赴疫区的医者，顾不上家中的老人，还没等来丈夫到机场送别，就匆匆踏上了驰援的航班。在同时期，刘慧恒医生的身旁，站着一批又一批义无反顾的白衣战士。

2021年9月中旬，新冠疫情突袭厦门，中山人闻令而动，不舍昼夜，同心抗疫，勠力奋战，全力守护人民生命健康！厦门中山医院党政统一部署、统一指挥，全院处处是战场，人人是战士。医院护理部负责人许丽春作为总调度，闻令而动，不舍昼夜选派队员执行核酸采样任务。医院多次组建"千人团"奔赴同安、思明、湖里、集美、海沧、翔安，全力支援全员核酸采样工作；派出精兵强将前往杏林，支援市定点救治医院，负责新冠肺炎确诊病人的医疗救治、院感防控等工作；先后组建两支医疗队分别驻守海沧雍厝隔离点和翔安林前隔离点，为密接和次密接人群采核酸、测体温，并提供医疗保障。

2021年10月15日，长驻同安的3支厦门中山核酸采样队，圆满完成抗疫任务。白衣执甲终不悔，逆行出征凯旋归，他们是抗击疫情战场上优秀的中山代表，他们的事迹是全体中山人鏖战三年疫情的缩影。

援莆田并转战同安核酸采样队一共30人，福建莆田发生疫情后，他们闻令于2021年9月12日迅速集结驰援，负责5个乡镇46个采集点的核酸采样工作。在连续奋战10天后，于9月22日又马不停蹄转战支援我市同安高风险封控区，包干承担新民镇乌涂社区乌涂商业街及新民中心小学核酸采集点。队员们的工作受到当地政府和群众的一致好评和认可，收到表扬信、锦旗和中共莆田市委颁发的荣誉证书。该队抗疫期间涌现了一批典型，相关人物和事迹被多家媒体报道。

援同安核酸采样一队一共53人，该队接到出发支援同安新民镇核酸采样的通知后，于2021年9月16日下午集结出发，负责高风险社区的核酸采样，奋战 22 天，是驻守同安最久的一支队伍。队员们互帮互助，工作争着上，队员纷纷抢占光照强的位置，把条件好的位置让给同事。他们在艰苦的环境下发挥中山精神，克服困难，奋勇担当，最终圆满完成抗疫任务和全员安全撤离的目标。驻地厦门实验中学校长曾在"新民镇支援队长群"评价这支队伍："著名作家梁晓声说，'文化'可以用四句话表达：植根于内心的修养，无需提醒的自觉，以约束为前提的自由，为别人着想的善良。如果这种诠释准确的话，那么我要说，厦门中山医院是真正有大文化的医院！"此外，厦门市领导曾两次到采样点，对医院工作给予了肯定和表扬。

援同安核酸采样二队一共 49 人，该队于 2021 年 9 月 21 日中秋夜凌晨 2 点紧急集结出发，很多队员都是刚完成思明区、集美区的核酸采样到家洗漱正准备休息。舍小家为大家，队员们舍弃了中秋和家人团圆甚至连衣物都来不及备全。在同安抗疫期间，哪里有需要，队员们就出现在哪里，他们先后支援西柯镇、洪塘镇、新民镇进行核酸采样，并参与隔离酒店医务人员个人防护培训，圆满完成抗疫任务和全部安全撤离的目标。队员们发挥创意，打印标语贴胸前，指引居民配合正确核酸采样从而提高效率；使用贴心的手语指引采样，并给每位采样市民热情"点赞"；他们不怕苦不怕累，玩黑白配争着上；多名队员家在同安，为了抗疫过家门而不入；还有夫妻双双一线抗疫，携手守护同安。

2022 年 4 月，上海疫情牵动着全国人民的心。闽沪情深，厦门中山医院闻令而动，派出精锐医护驰援。副院长田新华"勇挑大梁"，担任第二批援沪医疗队厦门队的领队。田新华曾经在上海读书学习六年，这段难忘的岁月为他的工作和成长打下了坚实的基础，他时刻铭记于心，感恩在怀。出征时，他说道："我很荣幸成为医疗队的一员和上海人民并肩抗疫。这次作为队长带领大家驰援上海，一定不辱使命、不负重托，将带领全体队员认真做好自身防护，全力投入疫情防控工作，一定圆满完成任务，带领全体队员平安凯旋！"

新冠三年，中山人时刻守护着厦门家园，齐心协力做好疫情防控与临床救治两不误：在发热门诊、预检分诊岗位，他们24小时轮流值守，当好医院"守门员"，在平凡的岗位上，散发着不平凡的光芒；中山检验人直面病毒，不分昼夜忙检测，甘做"幕后英雄"；临床和医技科室一边支援核酸采样工作，一边做好临床救治工作，全力保障人民群众生命健康；行政职能科室尽职尽责做好组织和后勤保障工作，在疫苗接种点和预检分诊点轮班，有医学背景的人员还主动上阵支援核酸采样。

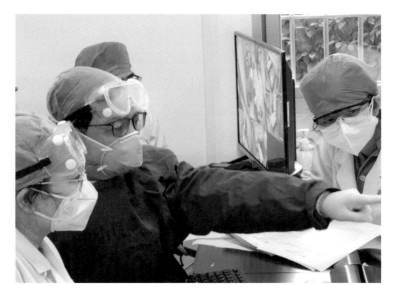

作为市抗击新冠疫情医疗专家组副组长，呼吸科主任曾惠清带领团队不舍昼夜，始终坚守在抗疫第一线

1000多个日日夜夜，一批又一批的中山人"疫"往无前，用博爱和担当践行着医者初心和使命。

各项智能化专业手段也在疫情防控中大展身手。疫情期间，厦门中山医院通过改造发热门诊、改造门禁系统来提升住院管理，严守防控防线，并在厦门全市首家启用新冠肺炎智能影像评价系统，以智慧手段助力疫情防控。敢于担当，表现出色，厦门中山医院由此获评"福建省抗击新冠肺炎疫情先进集体"。

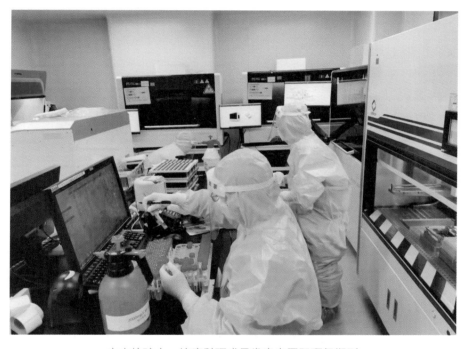

中山检验人，抗疫科研成果发表在国际顶级期刊

在抗疫科研领域，厦门中山医院同样以斐然成绩占据高地。2022 年 9 月 14 日，中山检验科杨天赐教授团队开展了新冠灭活疫苗前瞻队列研究，其研究成果发表在国际顶级期刊 *Journal of Infedtion*，助力新冠疫苗策略实施。

艰难方显勇毅，磨砺始得玉成。对外交流，医疗帮扶，抗击新冠，一曲曲、一幕幕，守护人民健康可谓厦门中山人永恒追求的目标所在。

第六节 传承 | 95 载医院文化，迈向百年新征程

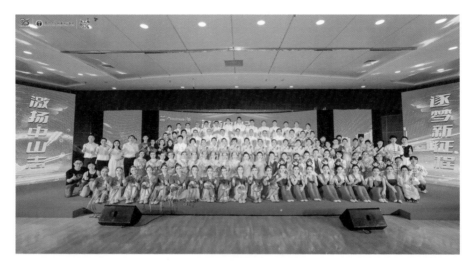

建院95周年文艺汇演

时光不息，奋斗不息，2023 年，中山医院迎来了 95 周年庆典。

厦门中山医院党委注重医院文化建设，挖掘医院建院 95 周年厚重历史底蕴，重新凝炼医院党建品牌口号为"博爱中山、精诚至善"，开展党建品牌标志设计，精心打造党建品牌形象；举办震撼人心的纪念建院 95 周年文艺汇演；期间还制作一部气势磅礴的医院形象宣传片，登上央视频平台；编唱首支院歌，歌曲首发时全体院领导与合唱队成员一起演唱；编撰医院首部院史书籍，深入采访老专家、老领导，重温峥嵘岁月，以文化人，以史铸院，进一步凝练新时代医院精神，进一步提振职工干事创业的精气神，以优秀悠久厚重的医院文化引领医院高质量发展。

2023 年 6 月 30 日，"激扬中山志 逐梦新征程"纪念建院 95

周年文艺汇演在开场片《博爱中山　精诚至善》中拉开大幕。演出共分为四个篇章，经典的旋律、优美的舞蹈、动听的歌声、生动的表演，台上的演员带领全场观众一起追寻中山记忆，展望未来征程。经典的节目和篇章，依然印刻在中山人的脑海里。在党旗的引领下，厦门中山医院党委书记吴启锋、院长蔡建春为50年党龄的老党员代表邹爱东、周其昌颁发"光荣在党50年"纪念章，向他们致以崇高的敬意和亲切的问候。古典舞《飞天》美不胜收，"仙女"们翩然起舞，展现盛世中华的风采和悠悠神州的情怀。才艺秀《笑傲江湖》舒展豪迈，在古筝和笛子的合奏下，一套太极行云流水，一招一式风范十足。中山乐队的原创歌曲《逆风飞翔》铿锵有力，生动唱出了努力拼搏的厦大中山人齐心协力、共渡难关的精神。情景舞蹈剧《使命》鼓舞励志，呼吸与危重症医学科的医务人员通过舞蹈表演的形式表现自己的坚毅与勇敢。非遗演绎《木偶三绝》妙趣横生，多个品种的木偶在舞台上活灵活现，演员用毛笔题字"博爱中山"为院庆献礼……

　　医院创作的首支院歌《中山之歌》，歌词从中山医院的地理位置入手，提取地方特色的景物，如白鹭、涛声、船帆，矗立在海峡边的厦门中山医院，充分发挥"桥头堡"作用，为促进医学交流合作和增进人民健康福祉贡献力量。在纪念建院95周年的文艺汇演中，全体院领导携合唱队员以饱满的精神面貌为中山而歌，振奋人心，流淌的歌声满含深情地表达了中山人无私奉献、勇于担当的精神，抒发了中山人阔步走向新时代、新征程的豪迈之情。

　　风华再绽，风光无两，2023年7月1—2日，院庆的学术篇开启：以2023年公立医院高质量发展交流大会暨中山医学管理论坛、厦门中山医院"传承创新　勇毅前往"建院95周年学术大会为主体，一个主会场、六大分会场交相辉映，包括第十一届中山医学联席会，信息化建设专题研讨会，3场学术高峰论坛，以及医保支付

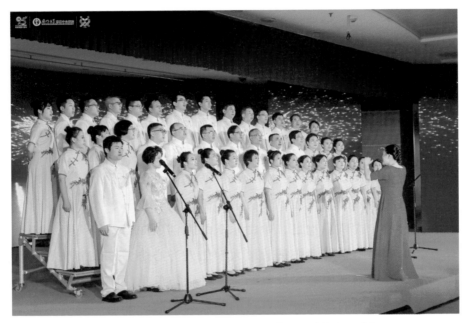

中山合唱团在95周年文艺汇演上深情演唱《中山之歌》

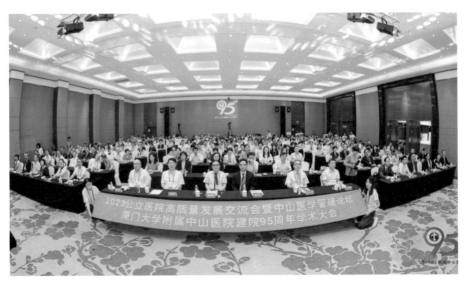

医院举办2023公立医院高质量发展交流会暨中山医学管理论坛

方式改革与医疗精细化管理交流会。

值得一提的是，7月1日下午，第十一届中山医学联席会在厦门召开，此次会议包括中山医学联席会筹备会及第十一届中山医学联席会高峰论坛。"中山人"汇聚一堂，以孙中山先生"天下为公、造福社会"的理念为宗旨，进行管理和学术交流。中山医学联席会于2008年4月在厦门成立，包括海峡两岸和澳门特别行政区在内的10多家以中山命名的医学教学机构及医疗机构在厦门签约成立中山医学联席会，并召开了第一届联席会议，发起成员单位共13家。

这是一场意义非凡的周年庆典，于全面贯彻党的二十大精神的开局之年召开，兼与百年风华近在咫尺。古老与簇新在这一时间原点碰撞，初心与使命于此镌刻传承，指引着初心如磐的厦大中山人，奋力迈向百年发展的壮丽篇章。

是的，一座迈向百年的厦门中山医院。

厦门中山医院新的门急诊综合大楼2024年即将投入使用，总建筑面积80636平方米，是集门急诊、医技检查、手术、住院为一体的综合大楼（地上22层、地下3层），设计门急诊量为10000人/日，设置住院床位430张、停车位426个。建成后将有力提升医疗服务，改善人民群众就医环境。

行文至此，惊觉时光倏尔。承载无私博爱、厚植人文情怀，厦门中山医院已有近百年厚重。从时局动荡的1928年起笔，与历史的原点渐行渐远，与瑰丽的新征程逐渐靠近，一点一滴，镌刻的皆是源远流长的精神弦歌，不变的始终是中山人赤诚的精神底色。

我们行走在这95年的历史长廊中寻觅前行者的步履轨迹，还原、对话、共鸣，以图用过往的光阴复原一座医院的真实全貌。"江山留胜迹，我辈复登临"，与史对话并非一场无谓的凭栏怀古，亦不是沉浸在伟大的过往中洋洋自得，而在于再度共鸣与承继高贵的中山精神，来赋予后世以新的生命力。

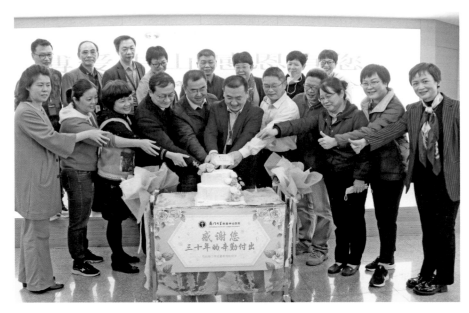

为30年工龄职工准备精美的蛋糕，纪念这一重要时刻

中山精神就像一道光，对光源望去，代代中山人挺直的脊梁在时光中跃起。

我们难以想象，如果没有1928年那道"天下为公、造福社会"的仁爱之光，鹭岛的医学史上到底会有几分黯然？我们同样不可置信，如果没有代代中山人兴医保家卫国的家国之光，在一波三折的坎坷中，厦门中山医院又焉能近百载而长存？再如果，中山精神中缺乏了与时偕行的奋进，缺乏了求真务实的坚韧底色，又如何能在1980年特区的改革长风中复兴与崛起？又如果，精神底蕴中少了精神至善的依托，厦门中山医院该如何能屹立于闽西南的医疗龙头阵营之中？

诚如所期，融合着一代爱国侨领的家国之光，汇聚着代代中山人的奋斗之光，交织着贯穿始终的人文之光，涌动着与时俱进的包容之光，厦门中山精神犹如长河绵延不绝，成为代代中山人骄傲的、承继的精神圭臬，这是一座近百年医院所拥有的最高贵的徽章。

知来路方明去处，识归途而启新程。任沧海横流，唯有精神恒久远。"博爱中山、精诚至善"，薪火相承而历久弥新的中山精神，将感染与鼓舞着代代中山人在时代风华中熠熠生辉，也指引着厦门中山迈向百年的全新征程。

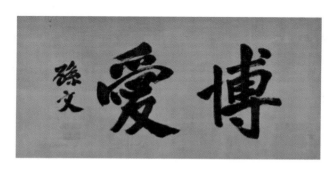

孙中山先生亲笔题写的"博爱"

附录
厦门中山医院大事记 (1928—2023)

1928年

厦门中山医院开始筹建。

1933年

5月，厦门中山医院门诊部先期开诊，厦门大学校长林文庆被董事会任命为院长，并担任医院儿科主任医师。

8月，厦门中山医院正式开办。

1934年

10月18日，中山医院在《华侨日报》刊登启事，鸣谢华侨胡文虎先生捐赠8万银圆筹设病房及设备。

1938年

5月10日，厦门沦陷，日军占领厦门，后厦门中山医院改为日本海军医院。

1945年

抗战胜利后，厦门中山医院被中国海军部门接收，作为海军第二诊疗所。

1946年

2月4日，中山医院董事会推选谢镜波、吴金声等往海军巡防处交涉，商请拨还中山医院院址。

1947年

3月3日，厦门中山医院复办，同日恢复门诊及产科业务。同年5月，各科病房布置就绪，开始收住病人。

1950年

4月17日，军管会下令，厦门市人民政府代管中山医院，由林荣年任院长。

1951年

12月1日，厦门中山医院由厦门市人民政府正式接管，并改名为"厦门市立中山医院"。

1953年

4月4日，厦门中山医院医务人员欢送陈守方、陈玉麟、程碧真3位同志参加赴朝鲜医疗手术队。

5月，厦门市四所公立医院进行科室调整。中山医院以小儿科为重点，第一医院小儿科、耳鼻喉科并到中山医院，中山医院外科、妇产科、眼科并到第一医院。

1966年

9月14日，厦门中山医院改名为厦门市白求恩医院。

1970年

3月，厦门中山医院等全市13家医疗单位合并为厦门市医院，厦门中山医院院址被划为第二病区，原医院人员被拆散，后厦门市医院被撤销。

1981年

12月2日，厦门市政府批准在湖滨镇（现称湖滨南路），拟新建厦门中山医院，建设规模为450张病床（其中外宾病床50张），日门诊2000人次，总建筑面积2.51万平方米。系投资587.38万元的现代化综合性医院。

1986年

1月18日，厦门市编制委员会批准，在湖滨南路中段设立厦门中山医院为全民所有制的卫生事业单位，机构级别暂定为副处级。

1987年

3月3日，厦门中山医院病房大楼竣工。

7月15日，厦门中山医院康复楼（外宾病房）竣工。

1988年

5月24日，经中共厦门市委组织部任命：钟国全同志（市卫生局党委书记）兼任厦门中山医院院长。

6月25日，厦门市政府批准，成立"厦门中山医院基金会"。

6月30日，原厦门市第三医院并入厦门中山医院，7月1日正式对外开诊。原厦门市第三医院暂为中山医院门诊部，原"厦门市中山医院筹建处"即行撤销，人员、物资、财务统归厦门市中山医院，对外一律使用"厦门市中山医院"的名称。

7月6日，中共厦门市卫生局委员会批准，成立中共厦门市中山医院临时支部委员会，张鸿源同志（副院长）兼任书记。

1989年

3月，荷兰籍华人、荷兰莱登大学医学院林锡耀博士向医院捐赠西门子1000毫安X光机一台（价值约9万美元）。

7月28日，引进的日本岛津SCT－3000TC型CT机并投入使用，是当时厦门最先进的影像检查设备。

12月11日，经中共厦门市卫生局委员会批准，成立中共厦门中山医院委员会。

12月，护士宿舍楼竣工，为单身职工解决后顾之忧。

1990年

2月，药剂科获全省医院药剂科"先进单位"。

5月1日　厦门市总工会授予程碧真"劳动模范"称号。

6月2日，厦门中山医院首届职工代表大会在院大礼堂召开。会议审议并通过了"三年打基础，五年创特色，十年争一流"为总体框架的《厦门中山医院建设发展规划和实施方案》。

8月14日，在五官科林伟南主任主持下，成功开展医院首例上颌骨肿瘤切除及上颚成形术。

12月28日，经市委组织部批准，邹爱东同志任中共厦门中山医院委员会书记。

12月30日，检验科获福建省临床生化质控评价"先进单位"称号。

1991年

1月16日，中共厦门市委、市政府授予陈治卿同志厦门市"首批专业技术拔尖人才"称号。

5月4日，妇儿科团支部被评为福建省"先进团支部"，施航菊同志（内科护士）获评全省共青团学雷锋"先进个人"称号，受到团省委的表彰。

5月26日，厦门中山医院基金会正式成立。基金会首届理事会推举施能鹤同志为理事长；吕振万、林梦飞、张圣才、张述、张其华、陈村牧等六位同志为名誉理事长，张鸿源任秘书长。

9月16日，眼科依靠自身力量，开展厦门市首例角膜移植手术，并获得成功。

11月12日，在纪念孙中山先生诞生125周年之际，医院隆重举行孙中山先生铜像揭幕仪式。铜像由吕振万先生捐建，吕振万先生的代表吴慧敏女士为孙中山先生铜像揭幕。

12月5日，杨素梅同志获全省卫生系统"学雷锋、学白求恩先进个人"称号，受到省卫生厅的表彰。

1992年

2月29日，杨庆和同志获省卫生系统后勤工作"先进个人"称号。

5月1日，林伟南同志获"福建省五一劳动奖章"。

6月22日，时任卫生部部长陈敏章同志视察医院，并欣然挥毫题词"德高业精、优质服务、造福人民"，殷切勉励医院全体干部职工向更高、更新的目标攀登。

7月27日，市政府投资兴建的医院门诊大楼和医技大楼建成，门诊部由原第三医院迁入新门诊大楼，正式开诊。

7月28日，由侨胞许自钦先生捐建的"敬贤苑"举行奠基仪式。10月，医院举行"敬贤苑"落成剪彩仪式。

11月23日，厦门市中山医院新门诊落成典礼隆重举行。

1993年

3月，医院正式挂牌成为"福建医学院教学医院"。

4月29日，吴天子同志获"厦门市劳动模范"称号。

6月2日，时任卫生部副部长孙隆椿视察医院，欣然题词："以高尚的医德，精湛的医术，服务人民"，勉励全院干部职工。

10月22日，俄罗斯医学代表团一行七人访问医院。

10月30日，香港著名实业家吕振万先生捐建院内休闲花园——振万园，举行落成剪彩仪式。

11月7日，时任福建省卫生厅厅长何明一行视察医院，并题词"精心管理，成绩斐然"。

11月10日，台湾长庚医学院医学代表团一行五人来医院参观、考察。

11 月 23 日，国家卫生部授予医院"爱婴医院"称号，系厦门市首批获此称号的医院。

1992 年，心内科陈炳煌享受"国务院政府特殊津贴"。

1992 年，眼科郑瑞琼享受"国务院政府特殊津贴"。

1994年

5 月 1 日，吴天子同志获"福建省劳动模范"称号，受到福建省人民政府的表彰。

5 月 5 日，美国驻广州领事馆总领事马继贤和经济领事司徒禾先生在市外事办领导陪同下莅临医院访问、考察。

9 月 25 日，新加坡伊丽莎白医学中心的心血管专家访问中山医院。

9 月 25 日，澳大利亚林延龄博士在李尚大先生陪同下访问医院。

11 月 30 日，后勤综合楼全面竣工。

12 月 12 日，正式挂牌成为"福建省医学院心血管病研究中心"，即日为五位患者施行了体外循环心内直视手术，均获得成功。

12 月 18 日，举行磁共振诊断中心开诊暨淑端楼落成典礼。

12 月 24 日，骨科独立建科，设床位 35 张，林圣洲副院长兼任骨科主任。

1995年

2 月 18 日，医院获"花园式单位"荣誉称号，受到厦门市政府的表彰。

3 月 7 日，心外科成功为一名 56 岁患者施行二尖瓣置换手术，标志医院心外科手术水平再上新台阶。

3 月，台湾医院管理研习考察团莅临医院参观、考察。

3 月 31 日，厦门市编委办批准，厦门中山医院成立厦门市老年病康复研究所。

5月1日，庄伯荣同志获"福建省五一劳动奖章"。

10月31日，医院获厦门市"文明单位"称号。

1996年

1月，厦门市第三届职工技术比赛护理技能竞赛举行，医院护士曾丽月获"技术状元"称号，杨亚缘获"技术能手"称号，厦门中山医院获"优秀组织奖"。

2月，澳大利亚林延龄博士和史可琳建筑师等一行四人莅临医院访问、考察。

4月22日，庄伯荣、林青山、郑美贞获"厦门市劳动模范"称号。

6月13日，王效民、徐法松获"厦门市优秀青年知识分子"称号。

8月15日，医院被授予"国家三级乙等医院"。

10月11日，厦门市重点建设工程——厦门市心血管病研究中心及医疗急救指挥中心大楼奠基开工典礼在医院举行。时任全国人大常委会副委员长卢嘉锡参加奠基仪式。

10月，美国巴尔的摩市医学代表团一行五人莅临医院参观、访问。

1997年

2月7日，澳大利亚林延龄博士和医学专家等一行4人莅临医院参观、考察。

3月7日，上海市第六人民医院与厦门中山医院建立"姐妹医院"关系的签字仪式在医院举行。

4月18日，林青山获"福建省劳动模范"称号，受到省政府表彰。

4月28日，老年科陈治卿获"厦门市双文明职工标兵"称号，受到市总工会表彰。

6月17日，消化内科吴艳环获"厦门市第三批专业技术拔尖人才"称号，受到中共厦门市委、市政府表彰。

1997年，超声科陈江华享受"国务院政府特殊津贴"。

1998年

3月8日，神经内科获"厦门市巾帼文明示范岗"，妇产科获"厦门市十佳巾帼文明岗"称号，受到市总工会表彰。

4月29日，林惠妹、王宝春获"福建省优秀护士"称号。张雪美获"厦门市优秀护士"称号。

6月11日，中国中西医结合抗衰老专题研讨会在医院召开。

7月13日，医院举行振羽活动中心剪彩仪式，新加坡实业家李陆大先生及夫人为振羽活动中心剪彩。

7月23日，王礼铭院长获1996年度"优秀院长"称号，邹爱东书记获1996年度"优秀党委书记"称号，受到厦门市卫生局的表彰和奖励。

12月12日，医院举行"福建医科大学医学检验专业临床教学基地"揭牌仪式。

12月25日，开展厦门首例心脏移植手术，系全国前十家可开展心脏移植手术的医院。

1999年

3月，骨科开展关节镜手术。

5月21日，厦门中山医院获全省公费医疗管理"先进单位"称号；张振清副院长获全省公费医疗管理"先进个人"称号，受到省卫生厅、省财政厅表彰。

8月6日，厦门市科委批准，医院成立厦门市消化疾病研究所。

9月，时任厦门市市长洪永世陪同印尼华侨李尚大和黄奕聪先生莅临医院参观、指导工作。

9月17日，医院急诊科迁入振河大楼，同时成立厦门中山医院急诊部。张振清副院长兼任急诊部主任，罗琪和骆顺安同志任急诊部副主任。

9月29日，厦门中山医院获福建省卫生审计工作"先进单位"称号；陈灿霞获省卫生审计工作"先进工作者"称号。

10月，骨科开展人工全膝关节置换术。

10月15日，举行振河大楼落成典礼。

10月19日，第三例心脏移植手术成功，病人康复出院。

10月27日，张振清副院长和急诊部罗琪副主任获"厦门市抗台风抢险救灾先进个人"称号，受到厦门市委、市政府的表彰。

11月15日，举行胃肠动力研究中心成立仪式，美国杨森公司总裁保罗·杨森莅临医院参加成立仪式。

11月，台湾慈济基金会医学代表团一行100余人莅临医院参观访问。

2000年

2月2日，厦门市心血管病研究中心及医疗急救指挥中心筹建处获全省重点项目建设"先进集体"称号。江先进获重点项目建设"先进工作者"称号。

4月18日，骨科夏春主任开展关节镜手术，治疗肩关节不稳及撞击症。

5月1日，陈国能获"厦门市劳动模范"称号。

7月5日，张百萌享受"国务院政府特殊津贴"。

9月1日，白培明、任建林两位同志获第二届"柯达杯厦门青年科技创新奖"提名奖，同时获"特区建设青年突击手"称号。

11月12日，邹爱东获"全国城市医院优秀党委书记"称号。

12月14日，经厦门市委组织部、厦门市卫生局党委批准任命：黄如欣同志为厦门中山医院院长，试用期一年。

12月15日，厦门市卫生局党委任命：黄如欣同志为厦门中山医院党委副书记。

2001年

3月，王效民获"厦门市林巧稚奖章"，受到厦门市政府表彰。

4月18日，王效民任厦门中山医院副院长。

5月1日，黄如欣获"全国五一劳动奖章"。

5月4日，韩秋英获"全国青年岗位能手"称号。

6月1日，肿瘤科正式成立。

6月1日，核医学科钴60室正式开诊。

6月16日，厦门市中山医院更名为厦门中山医院。

9月16日，医院举行厦门大学医学院第一临床学院、厦门心脏中心揭牌仪式。

10月17日，欧洲电生理学会主席爱德华博士莅临医院访问，并进行房颤的射频消融手术演示。

11月18日，医院举行全国心肺移植讲习班暨研讨会。

12月21日，时任国务院副总理李岚清、时任福建省委书记宋德福、时任福建省省长习近平一同视察厦门中山医院心脏中心。

2001年，王效民享受"国务院政府特殊津贴"。

2002年

1月18日，医院肾内科独立建科。设26张床位，6台血透机及肾病实验室。

3月16日，举行樊代明院士讲师团报告会暨消化病研讨演示会。

4月17日，李政道博士莅临医院参观、交流。

5月27日，王效民任厦门中山医院院长。

6月26—28日，举办中美加心血管病新技术研讨会。

9月16日，心脏中心专科门诊开诊。

9月20日，举办厦门心脏中心成立一周年暨厦门心脏中心与德国心脏中心（柏林）协作中心签字仪式。

11月7—9日，德国著名心血管外科专家、柏林洪堡大学心外科主任Konertz教授和德籍刘建时教授来访，并在厦门心脏中心进行先心手术及人工心脏手术演示。

2002年，厦门心脏中心年心外科手术逾400例，超过厦门解放以来51年心外科手术的总和，位居全省先进水平。

2002年，厦门中山医院门急诊量突破百万，居全省前列。

2003年

1月17日，成功开展厦门第二例肾移植手术。

2月27日，厦门中山医院基金会名誉理事长尤祖哲博士来访，并参加其捐资建设的"儿童活动室"揭牌仪式。

3月8日，举行香港大学何世华教授荣任厦门心脏中心主任聘任仪式。

3月14日，由张百萌副院长主刀，成功开展厦门首例肝脏移植手术。

3月31日，呼吸内科门诊发现一例从香港培训返厦的"非典"病人（王某）。医院开辟隔离特护病房（医技5楼），积极救治病人。

5月9日，欢送"非典"患者（王某）康复出院。

6月，呼吸内科江兴堂主任获全国防治非典型性肺炎工作"优秀共产党员"称号，受到中共中央组织部表彰。

6月26日，成立危急重症科，林立担任行政负责人。

7月26日，厦门市临床检验中心在医院挂牌成立，市卫生局局长黄如欣兼任临检中心主任。

8月5日，王效民、张百萌分别获"第四批厦门市专业技术拔尖人才"称号。

8月10日，医院获"福建省防治非典工作先进单位"称号，呼吸内科江兴堂主任获全省防治非典工作"先进个人"称号，受到福建省委、省政府表彰。

8月23日，厦门中山医院获厦门市防治非典工作"先进集体"称号。

9月19日，李国贤同志获厦门市职工教育"先进工作者"称号。

9月20—27日，医院举办庆祝厦门中山医院建院75周年系列活动。

9月20日晚，为庆祝中山医院建院75周年，"中山之夜"交响音乐会在厦门人民会堂举行。厦门爱乐乐团艺术总监郑小瑛、副总监王钧时担任现场指挥。

9月27日，举行建院75周年庆祝大会暨外科大楼奠基仪式。

11月1日，新加坡国际基金会青年远征计划部李伟雄、刘奇平等莅临医院访问。

11月5日，医院成功开展第二例心脏移植手术。

11月28日，王艳青、王焱、邓丽平获"厦门市十佳青年医生"称号；林丰、张绍华获"厦门市十佳青年护士"称号；鹿全意同志获"厦门市第二届十佳青年医生"提名。

12月8日，厦门临床检验中心PCR实验室一次性通过国家卫生部验收。

2003年，赵慧毅、邓丽平家庭获"全国五好家庭"称号。

2003年，消化内科吴艳环享受"国务院政府特殊津贴"。

2003 年，血液科成功开展厦门首例造血干细胞移植手术。

2004年

2 月 18 日，承办第六届全国胃病学术大会暨亚太消化疾病研讨会。

3 月 26 日，厦门市卫生局召开厦门铁路医院交接会议，厦门铁路医院划归厦门中山医院。

4 月 3 日，举办影像科 DR 开机典礼暨医学数字影像技术研讨会。

4 月 8 日，医院获"全国卫生系统先进集体"称号。

6 月 28 日，台湾长庚医院名誉副院长、耳鼻喉研究中心主任黄俊生教授来访，商讨人工电子耳蜗设备捐赠事宜。

6 月 29 日—7 月 7 日，德国柏林汉堡大学附属医院著名心血管专家康纳芝教授一行访问医院，并作学术报告及手术演示。

12 月 19—22 日，美国慈善关爱基金会董事长钟育瀚先生一行访问医院。

2004 年，呼吸内科江兴堂享受"国务院政府特殊津贴"。

2005年

5 月 18 日，举行金榜分部揭牌仪式。

6 月 10 日，全省医疗机构控制医药费用工作专项督查组来医院检查。

6 月 28 日，在市卫生局召开"市第一门诊部交接会议"，市第一门诊部正式成建制并入医院。

8 月 19 日，医院召开"厦门中山医院进一步推动医院管理年活动暨创建三级甲等医院动员大会"。

9 月 27 日，举行"厦门大学附属中山医院"院名揭牌仪式。

11 月 10 日，福建省卫生厅发文同意医院变更厦门大学附属中山医院为第一名称，厦门中山医院为第二名称。

12月31日，医院在外科病房大楼建设工地门前举行厦门大学附属中山医院外科病房大楼封顶仪式。

2006年

3月7日，举行"厦门大学附属中山医院科研顾问、特聘研究员聘任仪式议程"，聘请厦门大学科技处林昌健、檀勤良、赖日泉等3人为科研顾问，聘请厦门大学林圣彩、张其清、吴乔、夏宁邵、陶涛、李庆阁等6位教授为特聘研究员。

6月2日，由《中国微创外科杂志》杂志社主办、医院协办的"2006年全国微创外科论坛"暨"《中国微创外科杂志》创刊五周年纪念大会"顺利举行。

9月8日，由新加坡心理卫生学院时任院长梁友铭任团长的新加坡医疗管理考察团一行54人来访。

11月23日，美国得克萨斯大学医学部肖书渊教授来访，并做学术讲座。

11月26日，新疆医疗参观考察团一行12人来访。

2007年

1月27日，医院召开"争创'三甲'医院誓师大会"。

2月1日，举行外科病房大楼落成典礼。

2月9—10日，医院迎接三甲医院评审。

3月18—21日，加拿大多伦多医学访问团来访。

6月8日，医院召开"创建三级甲等医院总结表彰大会"。

6月14日，福建省全国人大代表来院调研"关于开展缓解群众看病难、看病贵问题"。

6月16—17日，承办全国城市医院政研会常务理事会议。

7月3日，位于振河大楼12层的厦门120急救中心办公场所正式移交医院。

11月14日，出席第五届海峡两岸信息化论坛的台湾同胞来访。

12月1日，成立胃肠外科，设病区于外科大楼12楼。

2008年

1月21日，神经内科病区扩大为两个病区，位于住院大楼2楼，东区为一病区，西区为二病区。核医学科搬迁至外科大楼裙楼4楼。

1月27日，外科病房大楼通过消防验收。

3月13日，泰国卫生部执照厅厅长Supachai博士率代表团一行93人来访。

4月8日，举行80周年院庆庆典，邀请汤钊猷、陈洪铎、张运院士，举办"南强院士论坛"；举办"中山医学联盟"成立仪式暨第一届医院管理论坛；在厦门大学建南大会堂举办"中山之夜"交响音乐会。

4月9日，在孙中山铜像前广场举行院庆文艺汇演。

4月6—9日，在宝龙大酒店举办院庆庆典晚宴。

5月15日，以张振清副院长为队长的厦门医疗救援队，出发赴四川地震灾区救援。救护队共14人，其中有5人为厦门中山医院医护人员。

6月1日，医院接收四川地震灾区伤员36人，在2号楼4层东区设立"爱心病区"。

6月18日，四川地震灾区伤员首批12人出院，在厦门治愈的首批47名伤员出院返回四川。

7月10日，湖里医院正式成建制并入医院。

7月16日，接待博茨瓦纳卫生部的仰加圭转诊医院杰弗特·马松基院长等6人。

7月31日，厦门大学附属中山医院社区医疗服务中心迁址开诊仪式在开元社区医疗服务中心即厦禾分部举行。

8月26日，医院最后一名四川地震灾区住院伤员出院。

8月26日，医院开设厦门首个专科护理门诊——PICC专科护理门诊。

10月13日，呼吸内科搬迁到2号楼4楼病区，东区为一病区，西区为二病区。

10月25日，新疆克拉玛依市中心医院来访。

12月28日，妇产科特需病房投入使用。

2009年

1月4日，临检中心的临床PCR实验室顺利通过卫生部临检中心专家组的复审验收。

1月21日，医院获评"全国医院感染监测先进单位"称号。

2月16日，2008年度福建省科学技术奖揭晓，口腔科陈晓莉主任主持课题获三等奖。

4月，全球甲型H1N1流感病毒爆发，医院作为厦门市唯一"口岸筛查定点医院"投入到防控工作中。

5月8日，时任国务院总理温家宝视察医院，看望慰问医务人员，了解甲型H1N1流感防控工作和医疗改革情况。

6月4日，医院首批博士后研究人员顺利完成出站答辩。

8月27—29日，消化内科承办第二届"海峡两岸消化论坛"。

9月24日，举办庆祝新中国成立60周年歌咏比赛。

9月，超声科获批成立福建省超声医学培训基地。

10月9日，医院举行聘任黎寿介院士为首席科学家仪式。

10月18日，钟南山院士莅临医院指导工作。

11月，王效民院长和消化内科任建林主任分别被聘为闽江学者特聘教授。

12月1日，医院获批挂牌成立"厦门市消化疾病诊治中心"。

2010年

2月1日，成立康复科，门诊部开设康复科门诊，老年医学部调剂床位设置康复科病房，医院现有的针灸、推拿、理疗、高压氧功能划归康复科。

3月5日，正式开展门诊预约服务。

3月9日，"厦门大学分子诊断教育部工程研究中心"在医院挂牌。

4月17日，神经内科举办海峡两岸脑血管功能评估及介入治疗论坛。

5月22日，消化内科举办首届海峡西岸消化论坛。

5月29日，医院获评"全国卫生系统卫生文化建设先进单位"称号。

6月25日，美国心脏病学会中国教育中心教育基地在医院揭牌。

7月27日，筼筜社区卫生服务中心迁址重新开诊。

9月18日，中山医院基金会举行第四届理事大会。

10月9日，举行3.0T磁共振开机典礼。

11月20日，胸外科举办第一届海峡两岸食管癌治疗研讨会。

11月22日，举行湖里分院建设奠基仪式。

12月12日，胃肠外科举办第二届海峡两岸胃肠微创外科高峰论坛。

2011年

3月15日，中山医院嘉禾园地下停车场正式对外开放，总建筑面积27048.46平方米，可以提供约600个停车位。

4月8日，麻醉科日间麻醉的手术突破百台，当日手术量达

103 台。

6 月 29 日，临检中心再次发现两例世界首报染色体核型。此次核型主要涉及不孕不育和性发育不良患者，临床表现对于女性来说主要有原发性闭经、子宫缺如和不孕等；对于男性来说主要有无精症、尿道下裂和不育等。

6 月 30 日，内科综合病房大楼封顶。

8 月 20 日，获国家自然科学基金立项 8 个面上项目，5 个青年项目，合计资助经费 505 万。批准项目数和资助经费数双双再创新高。

9 月 14 日，樊代明院士莅临医院作专场学术报告。

10 月 28—30 日，承办"第三届'两岸三地'超声医学高端论坛"。

11 月，妇产科陈珣当选为福建省第九次党代会厦门市代表。

11 月 5 日，胃肠外科主办首届厦门市消化中心单孔腹腔镜会议暨第二胃肠微创高峰论坛。

11 月 11—12 日，"中德甲状腺与疝气微创外科国际论坛"在医院开幕。

11 月 26—27 日，"第一届厦门胸壁畸形 NUSS 矫形术新进展研讨会暨微创 NUSS 手术学习班"顺利召开。

12 月 28 日，体检部承办的海峡两岸健康论坛开幕，同时厦门医学会健康管理学分会成立，体检部主任周莉当选主任委员。

2011 年，检验科张忠英享受"国务院政府特殊津贴"。

2012年

4 月 19 日，医院在厦门万石植物园举办第五届"向上杯"职工登山比赛。

4 月 25 日，厦门大学医学院 2012 年青年教师教学技能比赛圆满落幕，代表医院参赛的 3 名教师成绩优异，包揽了理论组、实验组的一、二等奖，并将代表医学院参加厦门大学第七届青年教师教学技能竞赛。

4 月 27 日，王效民院长获"厦门市五一劳动奖章"殊荣。

7 月 9 日，神经内科再次获省级"青年文明号"称号。

7 月，获批"卫生部临床药师培训基地"。

8 月，蔡建春任厦门中山医院院长。

8 月 21 日，医院 10 个项目获国家自然科学基金立项。

10 月 17 日，成立由 12 名心理咨询师组成的心理援助俱乐部。

11 月 28 日，肝胆外科跻身首批福建省临床重点专科。

12 月 6 日，医院临床技能综合培训中心成为教育部首批部属高校"本科教学工程"大学生校外实践教育基地，福建省首家国家级临床技能综合培训中心。

12 月 18 日，急诊抢救室获"福建省工人先锋号"称号。

2013 年

3 月 1 日起，医院实施医药分开、取消药品加成，所有药品实行零差率销售，彻底改革公立医院"以药补医"机制。

3 月 8—10 日，胸外科承办第二届海峡两岸食管癌治疗研讨会暨学习班。

3 月 23 日，内分泌科举办第一届"内分泌及代谢性疾病学习班——激素与糖尿病"学术论坛。

4 月 20 日，神经内科承办第三届海峡两岸脑血管介入论坛暨厦门神经病学进展学术会议。

5 月 9 日，肝胆外科承办"首届海峡肝胆高峰论坛"。

5 月 21 日，重症医学科获"全国五一巾帼标兵岗先进集体"称号。

6月6日，厦门市消化系统肿瘤转化医学重点实验室通过验收。

7月6日，海峡两岸消化系肿瘤早期诊断和治疗高峰论坛成功召开。

9月16日，医院首个以劳动模范名字命名的工作室——"白培明劳模创新工作室"挂牌成立。

10月25日，嘉莲社区卫生服务中心成功创建"2013年全国示范社区卫生服务中心"，为岛内唯一。

11月13日，内分泌科被授予糖尿病教育认证单位，名列全国第三十五名、全省第一名。

12月16日，医院工会获"全国模范职工之家"称号，是为厦门市卫生系统首家。

2014年

1月20日，蔡建春院长在国内运用国家发明专利蔡氏套管器率先开展无腹部切口经自然腔道取标本胃、结肠癌根治术（NOSES）。

2月，肝胆外科柔性引进复旦中山肝肿瘤外科周俭教授，以迅速提升肝胆外科的学科建设水平。

3月6日，乳腺外科杨素梅被厦门市妇联授予厦门市城乡妇女"巾帼建功标兵"称号。

4月2日，检验中心林丽蓉医生、血管外科卢伟锋医生、心脏中心陈媛护士、内分泌科孟朝琳护士分别获厦门市"十佳青年医生""十佳青年护士"称号。

4月30日，神经外科田新华获"福建省五一劳动奖章"、护理部张锦辉获"厦门市劳动模范"称号。

10月10日，嘉莲社区卫生服务中心获"全国群众满意的社区卫生服务机构"。

2014年，开展福建首例粪菌移植术。

2015年

1 月 16 日，时任全国人大常委会副委员长陈竺率调研组一行，莅临医院参观、慰问，了解医改情况，听取医院在公立医院改革和医养结合等方面的工作汇报。医院院长蔡建春、党委书记王效民等陪同。

3 月 20 日，神经内科获批成为厦门市首批学雷锋活动示范点，急诊部输观室和康复与老年医学部顺利通过市级青年文明号复查，再次被表彰为 2015—2017 年市级"青年文明号"。

3 月 24 日，在厦门市总工会科文卫体工会工委年度总结表彰会上，医院工会被市总工会授予 2014 年度"五星职工之家"称号。

5 月 13 日，肝胆胰外科特聘复旦大学附属中山医院肝肿瘤外科主任孙惠川教授为肝胆胰外科"双聘主任"。

7 月 21 日，乳腺外科杨素梅主任获"福建省五一劳动奖章"。

8 月 20 日，医院获得国家自然科学基金面上项目 4 项、青年基金 5 项，继续蝉联厦门市各医院之首。

11 月 19 日，院长蔡建春、党委书记王效民带领院领导班子成员和职能科室负责人，深入医院 1 号楼各临床科室进行行政查房。

2016年

1 月 12 日，肾内科举办"慢性肾脏病管理中心"挂牌仪式。

1 月 15 日，血管外科开设糖尿病足专病门诊 / 保肢门诊。

4 月 8 日，口腔科完成福建省首例 All-on-4 种植牙手术。

4 月 19 日，医院邀请国际知名医学专家、2011 年诺贝尔生理学或医学奖获得者布鲁斯·博伊特勒教授来院演讲。

4 月 28 日，"陈孝平院士指导平台"在医院肝胆胰外科正式挂牌。

5 月 25 日，成功完成福建省首例因胰头癌而实施的"完全腹腔镜下微创胰十二指肠切除术"。

6月14日，2016年厦门市医学创新奖揭晓，厦门市医疗系统20个项目获得表彰和奖励，中山医院段红兵、陈健、沈兴平、陈星宇摘得其中4个奖项。

6月12日，护理部召开第四届造口、伤口、失禁专科护理培训班。

7月4日，2015年度福建省科学技术奖揭晓，医院肝胆胰外科尹震宇教授、王效民教授主持的课题获福建省科学技术进步奖二等奖。

7月15日，消化内科获中国医师协会颁发的"人文科室"称号。

8月18日，普外科洪晓泉在福建省腔镜下腹股沟疝手术视频大赛中获一等奖。

9月15日，台风"莫兰蒂"横扫厦门，全体中山人没有迟疑，没有慌乱，没有退缩，各科室人员一边坚守医疗岗位，一边开展抗灾自救，保证医院各项工作正常运行。

9月29日，医院获全国城市医院"思想政治工作先进单位"称号，系当年福建省唯一。

12月21日，临检中心和核医学科分别获批成立"厦门大学医学院传染病研究所"和"厦门大学医学院医学影像研究所"。

12月30日，医院护理部获批成为"福建省护理科普教育基地"。

2017年

1月8日，彭小松、丁志杰、王振辉、李怀波、叶震世、黄定平等6名医生作为首批队员赴宁夏对口帮扶海原县人民医院。

1月，尹震宇教授享受"国务院政府特殊津贴"。

3月24日，妇产科开设家庭化产房。

4月5日，肾内科独立完成厦门市首例人工血管动静脉内瘘术。

4月22日，急诊观察室的叶雅茹、重症医学科的吕伟在2017年厦门市卫生计生系统青年护士急救护理综合技能竞赛中获得冠军。

6月24日，蔡建春院长当选中国医师协会结直肠肿瘤专委会NOSES专委会副主任委员。

7月6日，成为福建首家开通智慧医疗项目医院——推出多渠道就诊结算新模式。

9月，圆满完成金砖厦门会晤的医疗保障和安保维稳工作，获评省级"厦门会晤筹备及服务保障工作先进集体"。

9月，血液科牵头成立闽西南首个再生障碍性贫血、地中海贫血治疗协作组。

9月，妇产科主任黄秀敏获评首届"白求恩式好医生"称号。

10月，神经外科加入国家"十三五"科技支撑计划动脉瘤研究项目，为全省唯一入选单位。

10月31日，卢毅卓、蔡国祥、阮雪茹、刘蓬鹏、郑青麒等5位援疆援藏医生所在工作队，获福建省人民政府记集体二等功一次。

11月3日，国内首个肠道微生态治疗专病门诊开诊。

12月28日，环东海域医院（东部院区）顺利奠基。

12月，医院获评全国"2015—2017年改善医疗服务先进典型"发挥信息优势示范医院。

2018年

1月21日，中山医院妇产科和手术麻醉科成功抢救脐带脱垂胎儿，获央媒等多家媒体报道，妇产科医生陈珣和李婷被称为"最美跪姿"医生，受到省、市级领导肯定和表扬。

2月，医院自然指数加权论文值（WFC）在全国医院中排名第42位，为福建三家上榜医院之首。

3月23日，消化内科任建林教授当选海峡两岸医药卫生交流协会消化病学分会消化分会候任主委。

4月28日，神经外科主任田新华教授获"全国五一劳动奖章"。

5月，泌尿外科罗广承教授成功开展"腹腔镜下输尿管膀胱再植术"。

5月17日，通过国家医疗健康信息互联互通标准化成熟度测评并获四级甲等授牌。

6月，蔡建春院长相继当选为福建省抗癌协会第一届胃癌专业委员会副主委、福建省医学会肿瘤学分会第六届委员会副主委、福建省医师协会第一届理事会常务理事、中华医学会肿瘤分会胃肠肿瘤学组副组长。

6月30日，中国医师协会神经内镜培训中心揭牌，落户厦门大学附属中山医院神经外科，为福建省首家。

7月，举办90周年院庆活动：医院管理高峰论坛、系列学术讲座、文艺汇演及专家义诊。

7月，获批6个"厦门市医学优势亚专科"建设项目，分别是嗓音医学、神经血管介入、甲状腺疾病诊治、前列腺疾病、急救重症、专科护理。

7月，肝胆胰外科成功开展经桡动脉入路CBCT三维血管重建辅助精准TACE手术，为省内首家。

9月，获批全国首批"普通外科学专科医师规范化培训基地"。

2018年，大普通外科（胃肠外科、普外科、肝胆胰外科、血管外科、乳腺外科、小儿外科），肾内科，皮肤科，康复医学科分别晋级省级临床重点专科。

11月23日，开设炎症性肠病专病门诊。

12月，医院获12个国家自然科学基金立项，包括面上项目7项，青年项目5项。立项数连续六年居厦门市医疗单位之首；6个专科挺进中国医院科技量值百强榜单，入围专科数量在厦门市位列第一；连续两年在自然出版集团发布的自然指数排行榜中名列厦门市第一。

12月10日，多学科协作诊治（MDT）一站式门诊开诊。

2018年，成立5个名医工作室，分别为钟南山院士名医工作室、董家鸿院士名医工作室、李兆申院士名医工作室、王坤正主委名医工作室、徐惠绵主委名医工作室。

2019年

1月17日，任建林副院长享受"国务院政府特殊津贴"。

3月18日，肝胆胰外科开出国家"4+7"城市集中采购中选药品的第一张处方。

4月，中医科获批省级中医重点专科建设项目。

5月，肝胆胰外科获评全国首批"肝脏外科ERAS标准病房"，系当年福建省唯一。

5月，肾内科血透室韩伟获中华护理学会授予"杰出护理工作者"称号，系当年福建省唯一。

6月20日，获得国家医疗健康信息互联互通标准化成熟度五级乙等授牌。

8月7日，完成福建省首例采用mCTA+Fast-stroke软件评估缺血性脑卒中颅脑侧支循环。

10月，关节外科与运动医学科王少杰博士以第一作者在 *Advanced Materials*（IF=25.809）发表研究成果，系当时福建省骨科医生发表论文影响因子历史新高。

10月26日，消化内科获全国首批炎症性肠病区域诊疗中心资格认证。

12月6—8日，获评国家级"高级卒中中心建设单位"称号。

12月23日，组建了闽西南首家胰腺肿瘤多学科诊治平台"厦大中山胰腺肿瘤MDT"工作组及会诊平台，开展首期"胰腺肿瘤MDT"会诊。

12月，神经外科获评中国颅神经疾患诊疗协作组成员单位，研究成果获厦门市科技进步奖二等奖。

12月，医院被纳入中国首批神经梅毒临床哨点，系福建省唯一。

2019年，医院获批3项梅毒研究国家自然科学基金资助项目，该领域国家自然科学基金立项全国仅有5项。

5月，蔡建春院长带领胃肠外科创新胃癌手术"防泄露"技法，并成功应用于胃中部癌全胃切除手术。

12月，厦门市环东海域医院（厦门大学附属中山医院东部分院）完成项目主体结构全面封顶。

2020年

1月26日，3名中山人：刘慧恒、彭丽红、蔡芳荣出发援鄂，出征59天。

2月4日，2名中山人：王伦、薛文新出发援鄂，出征44天。

2月4日和2月7日，蔡成福、魏博、吴正浩、杨震等4人支援厦门定点救治医院，出征39天。

2月9日，尹震宇副院长带领30名中山人出发援鄂，出征52天。

2月13日，2名中山人：韩秋英、傅建国出发援鄂，出征48天。

2月20日，2名中山人：张帮锋、张明明出发援鄂，出征41天。

2020 年，在新冠疫情防控阻击战中，中山医院迅速选派 5 批次 44 名医务人员驰援武汉和厦门医疗定点医院，居全市卫生系统人数之最。

2 月 23 日，在全市医疗系统率先启用红外线体温检测仪，启用新冠肺炎智能影像评价系统。

3 月 18 日，是福建省首家上线"信用就医"服务新模式的综合性医院，患者可以"先诊疗后付费"。

4 月 29 日，医院获批"中国医师协会腹腔镜外科医师培训基地"，系福建省唯一获批单位。

6 月，获评国家卫健委电子病历系统功能应用水平分级评价五级医院。

7 月 1 日，门急诊综合大楼主体工程启动，为建党 99 周年献礼。

7 月 10 日，厦门大学医学院成立首个医学科系即消化病学系，系主任由我院消化内科任建林教授担任。

7 月 25 日，血管外科成为中国微创循环学会静脉疾病微创治疗培训中心，与上海长海医院血管外科签约建立协作中心。

7 月 31 日，医院在厦门市首家上线慢性胃肠病专病在线服务，将慢病"三师共管"推向全新高度。

8 月，护理部韩秋英获"福建省三八红旗手"称号。

8 月，福建省总工会授予医院"福建省五一劳动奖状"。

8 月 9 日，胃肠外科学科带头人蔡建春教授团队在"中国 NOSES 外科周"学术会议上开展左半结肠癌 NOSES 手术全国直播，演示胃肠肿瘤超微创"尖端技术"——NOSES，获极高关注。

8 月 18 日，心内科与所辖筼筜街道社区卫生服务中心合作开设省内首个"房颤专病联合门诊"。

8 月 21 日，2019 年度中国医院 / 中国医学院科技量值（STEM）在北京正式发布，我院传染病学、肾脏病学、皮肤病学、消化病学、心血管外科学等 5 个学科位居全市第一，其中肾脏病学、皮肤病学 2 个学科全省第一，传染病学连续三年上榜，与皮肤病学均进入全国 50 强。

9 月 19 日，4 名中山人：吴朝辉、纪超、林晓宁、苏红佑出征博茨瓦纳执行医疗援助任务，为期 2 年。

9 月 26 日，首届"中山杯"科普大赛落幕，收到参赛作品 79 件，最终评选出 45 件获奖作品。

9 月 26 日，医院获 2020 年第三届质量安全类"全国医管精典案例奖"，系厦门市唯一。

9 月 27 日，肾内科副主任陈兰获评"全国第四届白求恩式好医生"称号。

9 月 29 日，呼吸与危重症医学科获"抗击新冠肺炎疫情全国三八红旗手（集体）"称号，系厦门市唯一。

10 月 19 日，福建省总工会授予医院"抗疫专项福建省五一劳动奖状"，吕伟获"福建省五一劳动奖章"。

11 月，医院被中国医师协会内镜分会腹腔镜外科专业委员会评为"中国医师协会腹腔镜外科医师培训基地"，系厦门唯一，院长蔡建春教授被聘为该培训基地的主任。

11 月 6 日至 8 日，消化内科牵头承办 2020 中国内镜医师大会，多位院士及数百名国内知名内镜专家参会。

11 月 25 日，中共福建省委、福建省人民政府授予医院"福建省抗击新冠肺炎疫情先进集体"称号，授予曾惠清"福建省抗击新冠肺炎疫情先进个人""福建省优秀共产党员"称号，授予吴俊"福建省抗击新冠肺炎疫情先进个人"称号。

11 月 26 日，医院被国家卫健委脑卒中防治工程委员会授予"高级卒中中心"称号。

12 月 14 日，关节与运动医学科王少杰博士获"福建省雏鹰计划青年拔尖人才"称号。

12 月 25 日，医院获评中国医院绩效改革研究院颁发的"中国医院绩效管理促进项目——2020 中国医院最佳绩效实践优秀绩效获奖单位"称号。

12 月 26 日，国家肾脏疾病临床研究中心授予医院"慢性肾脏病全程管理中心核心单位"称号，是福建省首家、全国第六家获此殊荣的单位。

12 月 26 日，医院三个护理专科（静疗专科、急诊专科和手术室专科）获福建省护理学会首批专科护士临床教学基地授牌。

2020 年，获国家自然科学基金立项 12 项（青年基金 8 项，面上项目 4 项），项目数位居厦门市各家医院首位。

2021年

1 月 6 日，医院召开"信用就医"发布会。

1 月 17 日，上线医疗收费电子票据，患者只需在手机上简单操作即可获取。

1 月 27 日，开通多渠道核酸检测自助预约，提供 7×24 小时全天候预约服务，线下提供 7×8 小时采样服务。

2 月，厦门大学医学院成立耳鼻咽喉头颈外科学系，系主任由我院耳鼻咽喉头颈外科学科带头人蔡成福教授担任。

2 月 2 日，医院信息中心受到国家卫生健康委通报表扬，获"2018—2020 年改善医疗服务先进典型"。

3 月 8 日，呼吸与危重症医学科获"抗击新冠肺炎疫情全国三八红旗集体"称号，是厦门唯一获此殊荣的医疗单位。

3 月 11 日，召开党支部书记抓基层党建工作述职评议会暨党史学习教育和"再学习、再调研、再落实"活动动员部署会。

3 月 31 日至 4 月 1 日，举办"仁心仁术献热血，我为党旗添光彩"百名党员干部职工无偿献血活动。

3月30日，全国三级公立医院绩效考核第二次"国考"成绩单出炉，医院在全国三级公立医院中排名第64位，再次获A+评价，比上一年排名前进了10个名次。

3月，因在"脱贫攻坚"工作中贡献突出，厦门市卫生健康委给予医院嘉奖。

4月2日，神经内科世界睡眠日健康科普作品在CCTV-2《第一时间》上播出。

4月6日，厦门大学迎来百年校庆，作为厦大首家附属医院，我院"钟南山院士名医工作室"带头人钟南山院士受邀在建南大礼堂做客南强学术讲座。

4月7日，钟南山院士莅临医院并做精彩学术报告。

4月14日，成立嗓音科（耳鼻咽喉头颈外科二病区），病区位于5号楼7楼，设16张床位。

4月30日，心内科、嗓音科、肿瘤与血管介入科等3个学科搬迁至5号楼重新升级改造的病区。

4月30日，任建林副院长获"国家卫生健康突出贡献中青年专家"称号，该称号系国家医药卫生领域顶级人才称号。

4月29日，医院正式获批挂牌"中国医师协会腹腔镜外科医师培训基地"。

5月，医院团委书记洪亚菜获"全国优秀共青团干部"称号，系当年厦门市唯一获此殊荣者。

5月7日，医院在省内率先开展机关效能监督员聘任。

5月8日，《中国地中海贫血蓝皮书（2020）》发布，我院进入"造血干细胞移植治疗地贫患者数量"全国十强，位列全国第九名。

5月13日，医院举办庆祝建党100周年党史读书分享会暨"5·12"国际护士节庆祝大会。

6月2日，儿科正式挂牌"厦门市五一先锋号"。

6月7日，医院引进目前国内最先进的第四代达芬奇机器人手术系统（Xi），蔡建春院长主刀完成福建省首例机器人无腹部切口大肠癌手术。

6月，肝胆胰外科刘平果主任带领团队突破手术禁区，连续成功施行多例微创肝尾状叶大肿瘤切除术。

6月26日，在南湖公园东门广场开展"百人百年忆峥嵘，博爱中山送健康"百名党员大型义诊。

7月1日，举办庆祝建党100周年大会暨文艺汇演。

7月30日和31日，派出110名医护人员奔赴思明区各个核酸采样点连夜为市民采集核酸。

8月2日，厦门重点区域开展第二轮全员核酸检测，中山人负责五一文化广场两大核酸采集点。

8月3日，中山人紧急集合，冒着烈日与暴雨接力核酸采样10余个小时。

8月，消化内科、耳鼻咽喉科头颈外科、肿瘤与血管介入科获评厦门市临床重点专科。

9月9日，胃肠外科开设4个特色专病门诊，分别为：胃、结直肠癌无腹部切口手术门诊；重症慢性便秘外科门诊；重症肥胖与糖尿病外科手术门诊；重症炎症性肠病外科门诊。

9月12日，派出30名中山人支援莆田并转战同安进行核酸采样。

9月16日，55名中山人奔赴同安并驻守在同安为居民采集核酸。

9月21日，49名医护人员于中秋夜奔赴同安进行核酸采样。

9月12日至10月14日，全体中山人讲大局、守纪律，冲锋在前，坚决打赢疫情防控战，"晨兴抗疫去，戴月鸣兵归"执行核酸采样任务。

10 月 21 日，全国首批、全省首家通过医院智慧服务三级评审。

10 月 23 日，国家耳鼻咽喉疾病临床医学研究中心临床创新技术研发基地落户厦门大学附属中山医院，系国内首个。

11 月，医院开设全市首家通乳门诊。

11 月 24 日，在厦门市卫生健康系统庆祝中国共产党成立 100 周年"光荣与担当"文化艺术节书法绘画摄影作品大赛中，医院作品《抗疫》入选参展。

11 月 29 日，医院获评全国血栓防治中心优秀单位，系厦门首家。

12 月，在中国医院科技量值影响力榜单中，肾内科入选肾病学专业全国百强，排在第 70 位。此前 2020 年排第 63 名，2018 年排在 94 名，三次入选肾病学专业全国百强。

2022年

3 月 16 日，医院达芬奇机器人手术突破 100 例。

3 月 16 日，40 名中山人逆行出征驰援泉州抗疫。

4 月 7 日，28 名中山人组成援沪医疗队披甲出征、千里奔"沪"。

5 月，中国科学院《互联网周刊》联合多家智库评选推出"2021 中国骨科专家 50 强"榜单，医院夏春教授上榜，排名第 46 位。

5 月 19 日，医院成为国家呼吸医学中心厦门协同中心五个医疗单位之一，钟南山院士亲自为医院颁授牌匾。同期与钟南山院士续签"钟南山院士名医工作室"共建协议。

5 月 31 日，医院顺利通过"互联网 +"（医保支付）医院评审，正式纳入"互联网 +"医保服务协议管理。

6月，医院6个专科跻身福建省临床重点专科，专科数量位列厦门第一。6个科室分别是：神经内科、骨科、重症医学科、呼吸与危重症医学科、医学检验科、临床护理。

6月17—19日，由医院承办的第七届海峡两岸暨世界华人微生态与智能内镜高峰论坛、第十一届海西整合消化病论坛、海西整合消化病研讨会圆满落幕。

6月30日，医院门急诊综合大楼项目主体结构封顶，标志着整个工程项目实现关键性的里程碑节点目标。

7月8日，医院获"2021年度医疗机构最佳雇主新锐医院10强"，系福建唯二、厦门唯一。

7月8—9日，医院荣登中国医院竞争力排行榜"顶级医院100强"，排名第98位。

8月13日，第一届互联网医院实践优秀案例百强名单发布，医院报送的案例"打造以患者为核心的医患互动平台"进入全国百强。福建省仅四家入选，医院是厦门唯一入选百强的医院。

8月31日，医院正式上线医保移动支付，真正实现免排队、免接触、秒结算。成为全市首家开通支付宝、微信全渠道医保移动支付的医院。

9月14日，医院检验科杨天赐教授团队关于新冠灭活疫苗前瞻性系列研究其中2篇发表在英国感染协会官方杂志 *Journal of Infection*（中国科学院 JCR 期刊1区，影响因子 IF=38.64）。

9月，医院在"2021年度全国三级公立医院绩效考核"中成绩再获 A+。自2019年来连续四年获 A+ 评价，医院排名位列全国参评医院前10%。

10月8日，医院检验科2名援黔队员（杨天赐主任、童曼莉博士）载誉归队。

10月31日，由医院牵头，包括五家社区卫生服务中心、一所二级综合医院、两所专科康复医院组成的首批厦门大学附属中山医院城市医联体签约成立。

11 月 20 日，在 2022 年厦门市医院协会年会上，医院"应用蔡氏套管器的胃结直肠癌无腹部切口自然腔道取标本手术体系建立和应用""人工智能辅助消化内镜诊疗新技术""中枢神经系统感染性疾病之一体化快速分类诊断"获"年度十大创新技术"奖，"以DRG 为抓手，跨部门协作，助力公立医院高质量发展"获银奖，"别让血'拴住'你的'脉动'"获优胜奖。

12 月 21 日，由国家卫生健康委能力建设和继续教育中心主办首届中国神经介入医师手术大赛结果揭晓，医院神经外科主任、主任医师陈锷获出血组大赛全国第一名。

2023年

1 月 16 日，医院首支抗疫原创歌曲《星光》首发，致敬一线医务工作者，唱响健康中国。

2 月，大普外科（胃肠外科、普外科、肝胆胰外科、血管外科、乳腺外科、肿瘤微创与介入治疗科）晋级国家临床重点专科。

2 月 9 日，医院第二届创新惠民临床新技术比赛评选结果公布，16 项惠民技术出炉。

2 月 10 日，由国家消化病临床医学研究中心授予的"幽门螺杆菌规范化诊治门诊国家级示范中心"在消化内科挂牌，系全省唯一、厦门唯一。

2 月 18 日，全面开放周末门诊，号源增加，门诊增多。

2 月 20 日，呼吸与危重症医学科成功开展福建省首例胸腔镜下APC Plus 联合切割吻合器手术，系国内领先的术式。

2 月 24 日，蔡建春院长作为中国 NOSES 联盟福建省分会理事长，带领福建战队在第三届国际 NOSES 经典手术视频大赛上勇夺亚军，获"银牌团队"称号。

3月4日，胸外科援非医生吴朝辉获评全国岗位学雷锋标兵，是全省唯一的入选个人。

3月24日，获医师报社授予的全国"十大医学人文品牌医院"称号。

4月15日，成立肺栓塞快速反应小组，系福建首家。

4月12日，急诊抢救室获"全国五一巾帼标兵岗"荣誉称号。

4月28日，蔡建春院长被授予"2022年度厦门行业（数字）工匠"称号，系医院员工首次获此殊荣。

4月29日，医院党建品牌标志正式发布。

4月29日，纪念建院95周年系列活动"我与中山共成长"征文、摄影、微视频比赛启动。

4月，急诊部副主任刘慧恒被授予"福建省先进工作者"称号。

5月至8月，医院扎实开展主题教育，不断改善民众就医体验，促进医院高质量发展。

5月13日，医院连续2年入选艾力彼医院管理研究中心评定的中国医院竞争力排行榜"顶级医院100强"，此次荣膺百强榜单第98位。同时，我院2个管理案例分别获得公立医院绩效管理案例一等奖和优秀奖。

5月19日，消化内科正式挂牌由中国肝炎防治基金会中联肝健康促进中心授予的"乙肝临床治愈门诊"。

5月，医院入选全国首批、厦门唯一的国家甲状腺癌规范诊疗质量控制试点单位。

5月26日，医院获第三届卫生健康行业网络安全技能大赛全国二等奖。

6月9—11日，医院承办第十一届海峡两岸消化论坛，消化内科学科带头人任建林副院长当选海医会消化病学分会第三届委员会主委。

6月16日，肿瘤科获颁全国CINV规范化管理示范病房，系国内首批。

6月，嗓音科获国际嗓音科研一等奖。

6月28日，神经外科、胸外科分别获评省级临床重点学科。

6月30日，医院举办纪念建院95周年文艺汇演，首支院歌《中山之歌》正式发布。

7月1日至2日，医院主办2023公立医院高质量发展交流会暨中山医学管理论坛、厦门大学附属中山医院建院95周年学术大会，特设1个主会场，6个分会场。

7月30日，央视CCTV-4、央广网、福建电视台等多家媒体纷纷点赞我院3位医生（罗广承、郭瑞超、陈佳嘉）院外急救心脏骤停患者，患者出院前一次性送5面锦旗感谢医生和医院。

8月17日，医院作品在第四届感染防控微视频大赛中获全国一等奖。

8月19日，谢婷玉、赵小燕、朱仁敬分别获厦门市卫健委授予的2023年厦门市"最美医师"称号。

9月22日，胸外科被厦门市总工会授予"五一先锋号"称号。

10月8日，在厦门综合医院中首家开通线上护理专科咨询，提升患者就医体验。

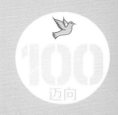

后 记

2023 年，厦门中山医院迎来 95 周年华诞。

在这一极具纪念意义的时间刻度，回首溯源，是厦门中山医院跨越时间湍流的不凡历程；极目远眺，便是它圆满的百年征途开端。这样的时刻，自当被铭记被献礼。

厦门中山医院这写满理想与奋斗的激荡诗篇，又该以何种方式去铭记呢？这个问题，在厦门中山医院院史编委会成立前，曾被反复商榷与推敲。最终在 2023 年年初，撰写中山院史事宜便这样被提上议程。厦门中山医院院史编委会应时而生。由医院党委书记吴启锋牵头，邀请厦门大学知名教授朱水涌老师担任顾问，医院党委办公室（宣传部）携手《医师报》福建站组建编撰工作组，展开了厦门中山医院院史的编纂工作。

毫无疑问，这是对厦门中山迈向百年之际的最好献礼。站在一个新的发展原点前，于发展的源头饮水，寻迹"天下为公、造福社会"的中山精神发端，是以源流互质，构建一种重新出发的源流之态。我们共鸣着这份虔诚的初心，更期盼穿越时间的长河再次抚触厦门中山医院瑰丽的精神之光。

仰之弥高，钻之弥坚。源起于 1928 年，新生与摸索，停顿与复办，发展与腾飞，镌刻着岁月的痕迹，裹挟着时代的情绪。这样一段深邃厚重的历史，到底该以怎样的笔触才能将其刻画得淋漓尽致？

困难是真切的，诚惶诚恐的心情同样是真实的。但若以价值导向去思索，我们为什么要去写史？钱穆先生在《国史大纲》中写道："所谓对其本国已有历史略有所知者，尤必附随一种对其本国已往历史之温情与敬意。"光阴匆匆，逝者如斯，历史扉页的厚度不断增加，如果对厦门中山医院历史怀抱温情和敬意的人寥若晨星，对厦门中山医院而言那必定是莫大的遗憾。与其为遗憾嗟叹踟蹰，倒不如迎难起笔。

几近百年的时间跨度，厦门中山医院历经岁月洗礼，走过战火硝烟，其史料散佚、文献凌乱，资料收集工作可谓困难重重。走访历任院领导，采访历史亲历者，查阅书籍资料……可谓"上穷碧落下黄泉，资料收集奔波忙"，其中过程，艰辛自不必说，更有震撼与感动。

我们无法不为那铿锵的历史足迹而震撼！

"初见乍惊欢，久处亦怦然"，我们一遍又一遍徘徊在厦门中山的历史记忆长廊中，便一次又一次为它热泪盈眶，为它扼腕叹息，亦为它心潮澎湃。一代侨领为生民立命的家国情怀，一所医院兼济苍生的博爱担当，代代中山人薪火相传的杏林使命，厦门中山医院在不同时代际遇中秉持坚忍不拔、勇立潮头的精神。山河远阔，长风万里，一路前行的厦门中山医院，终而蹒跚前行至霞光万道的通途。

我们无法不被支持与厚爱着厦门中山医院的诸多领导、前辈所感动，太多的感谢与敬意想要馈以诸君。

知来路方明去路，感谢厦门中山医院党委书记吴启锋、院长蔡建春的大力支持与推动，让厦门中山医院伟大的精神源流深邃充盈，激励着厦门中山人奔赴新征程。

桃李不言，下自成蹊。感谢厦门大学知名教授朱水涌老师的耐心指导。从本书选题到多次修改定稿，均离不开朱教授的悉心指导与点拨。每每看到朱教授大到历史背景，小到遣词造句，细到标点符号的细致批注，感动与敬佩之情便涌上心头。每每文章推行至困顿之时，朱教授的专业意见总能让我们有醍醐灌顶之感。得此名师为本书专业顾问，实为厦门中山之幸。

感谢所有接受采访、为本书提供关键口述史料的历史亲历者。深刻与遗忘同为历史的骨相，我们品味着深刻，更与遗忘对抗。感谢厦门市原市长邹尔均，这位为厦门中山医院复办落锤定音的老市长，为我们重现了厦门中山医院 20 世纪 80 年代与特区风华共启的始末；感谢亲历厦门中山医院不同发展时期的历任领导与各位医者，王效民院长、邹爱东书记、王礼铭院长、牛建军书记、陈治卿教授、吴岳平教授……他们是厦门中山医院历史的亲历者、建设者，更是厦门中山历史的讲述者；感谢程碧真老人，这位在抗美援朝战场上栉风沐雨的白衣天使，依旧精神矍铄、思路明晰，为本书提供了诸多珍贵的资料。感谢刘瑞光老师，编委会偶然结识了这位钟爱研究厦门本地史的退休教师，便不揣冒昧登门拜访，刘老师欣然把他掌握的史料毫无保留地与我们分享。他的一篇文章《"走读厦门"之中山医院纪念碑》对本书理顺中山医院创办阶段的史实发挥了重要作用。

感谢厦门中山医院基金会的鼎力支持。他们就像厦门中山医院如影随形的老友，在厦门中山发展的诸多关键时期提供有力的资金支持，对于这部院史的付梓，他们同样功不可没。

最后的感谢，应送给曾书就厦门中山医院辉煌历史的前行者，是他们，让厦门中山医院从萌芽之初，便具备了"天下为公"的大院风骨；是他们，为代代厦门中山人奠定了如此浩瀚厚重的发展基调。

述往思来，向史而新，那就将敬意送给仍在砥砺奋斗的厦门中山人，将祝福送给即将迈向百年的厦门中山医院。更浩瀚的长空在未来，千古风流人物，还看今朝。

全书编写工作至此暂告一段落，编者们虽力求真实还原、表述准确，但限于时间仓促、部分文献资料散失，遗漏差错恐在所难免。对此深表歉意，望诸君海涵，并不吝赐教。

本书编委会

2023 年 12 月

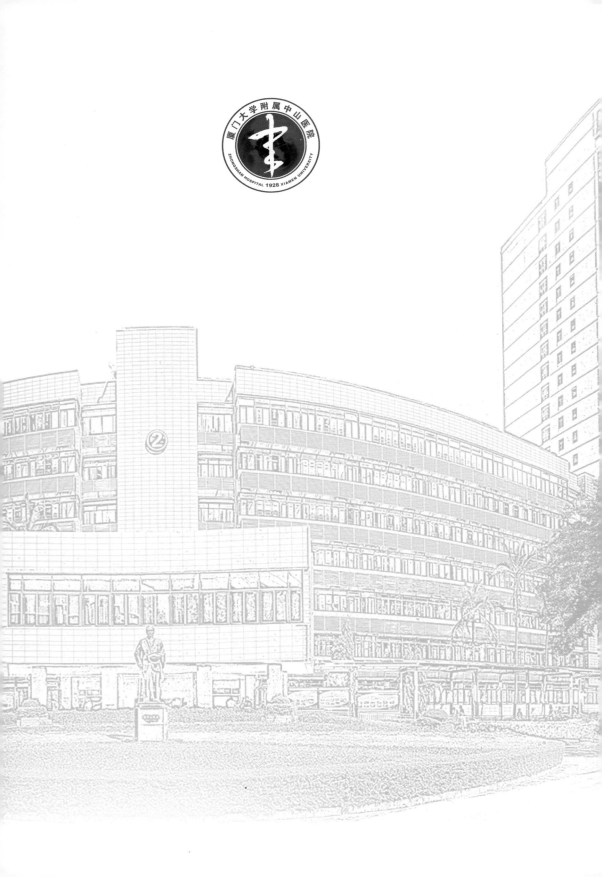